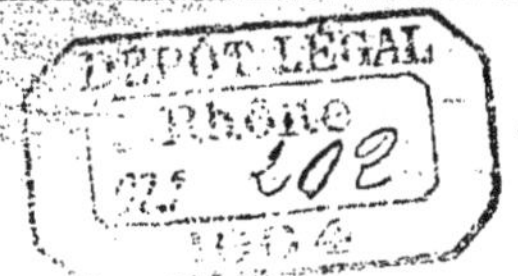

Dr J.-C. PITRE
Ancien Externe des Hôpitaux de Lyon.

Le Crâne ostéomalacique

LYON. — IMP. A. REY

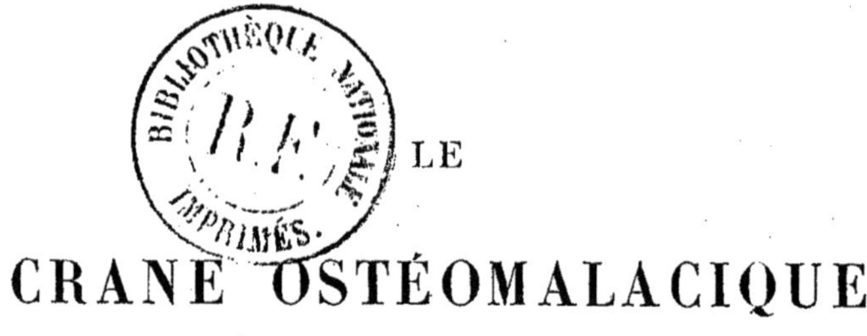

LE CRANE OSTÉOMALACIQUE

LE

CRANE OSTÉOMALACIQUE

PAR

Le Dr Joseph-Charles PITRE

Ancien Externe des Hôpitaux de Lyon.

LYON

A. REY & Cie, IMPRIMEURS-ÉDITEURS DE L'UNIVERSITÉ

4, RUE GENTIL, 4

—

1904

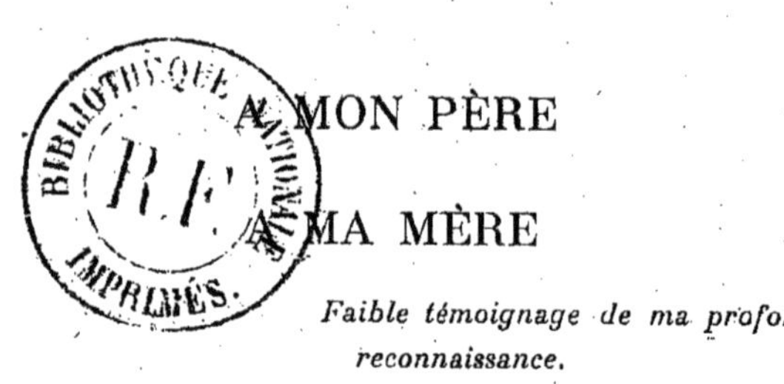

A MON PÈRE

A MA MÈRE

Faible témoignage de ma profonde reconnaissance.

A MON GRAND-PÈRE

A MES FRÈRES ET SŒURS

A MON ONCLE

A mon Président de Thèse

MONSIEUR LE PROFESSEUR TRIPIER

Professeur d'Anatomie Pathologique.

A MES MAITRES

de la Faculté de Lyon.

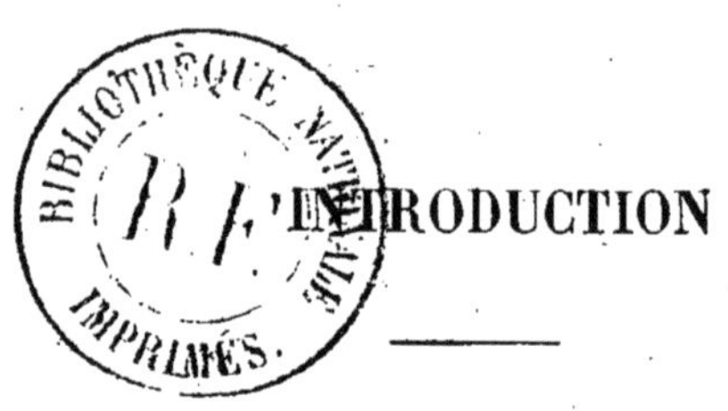

INTRODUCTION

Dans le courant de notre stage hospitalier, nous avons eu deux fois l'occasion d'observer des malades atteints d'ostéomalacie.

L'étude de ces deux cas nous a suggéré l'idée de rechercher la plus ou moins grande fréquence de localisation de la maladie dans le crâne. Nous avons parcouru les divers travaux parus en France et à l'étranger sur ce sujet, afin de résumer leurs appréciations et d'en comparer les conclusions.

Mais avant d'entrer dans le détail de cette étude, il nous reste un devoir à remplir, c'est d'exprimer toute notre gratitude à ceux qui se sont intéressés à nous pendant notre externat de Lyon. Que M. le professeur Pollosson (Maurice), MM. les professeurs agrégés Nové-Josserand et Durand, M. le Dr Audry, qui ont été nos maîtres reçoivent ici l'hommage de notre reconnaissance pour les excellentes leçons qu'ils nous ont prodiguées au lit du malade.

Nous ne saurions oublier le Dr Lyonnet, médecin des

hôpitaux, dont nous sommes heureux d'avoir été l'externe pendant six mois. Il nous a toujours accueilli avec cette bonté et cette bienveillance que connaissent tous ceux qui l'ont approché. Ses sages conseils, ses savantes leçons, nous ont été d'une précieuse utilité. Nous lui adressons un profond témoignage de reconnaissance.

M. le professeur Tripier a bien voulu accepter la présidence de notre thèse. Nous sommes sensibles au grand honneur qu'il nous fait.

Que MM. Paviot, Rollet et Bérard, qui ont bien voulu faire partie de notre jury, soient assurés de notre gratitude.

N'oublions pas notre ami Moreau, interne des hôpitaux, dont les bons conseils et les savantes idées nous ont été très utiles. Nous le remercions sincèrement.

Nous adressons enfin un sincère hommage à nos amis, dont nous nous séparons à regret, mais dont nous garderons longtemps le souvenir.

LE
CRANE OSTÉOMALACIQUE

HISTORIQUE

La première observation nette d'ostéomalacie généralisée nous est fournie par le récit d'Aboul-Féda, historien de Mahomet, rapportant le fait suivant relaté par le médecin arabe Gshusius : « Vers 560 existait un augure célèbre du nom de Salith ; il mourut âgé de trois cents ans. Il ne pouvait se mouvoir ; déposé à terre, les chiens et les chats l'attaquaient ; il avait l'habitude de se faire transporter sur une civière faite de branches de palmier, car il n'avait d'os ni au cou, ni aux mains et l'on pouvait plier les autres comme un vêtement depuis les pieds jusqu'à la tête. »

Le chroniqueur Abbon, au IXe siècle, raconte qu'en 866 à l'époque du siège de Paris par les Normands, « il y avait en cette ville un homme qui, ayant été d'une taille très élevée, devint avant de mourir plus petit qu'un enfant. »

Ces deux relations indiquent assez nettement les caractères de l'ostéomalacie ; chez le premier malade, c'est le ramollissement total avec déformation considérable du squelette ; chez le second, c'est la diminution de la taille avec tassement des os.

Il nous faut attendre jusqu'en 1700 pour avoir une observation détaillée et indiscutable de ramollissement général des os. Elle nous est fournie par Lambert[1] qui, dans le *Mercure galant*, rapporte l'histoire de Bernarde d'Armagnac dont la moindre pression sur les os suffisait à les plier et qui présenta, à l'autopsie, un tissu osseux, mou comme de la cire, un crâne assez ramolli pour être dépecé par une spatule ; les dents seules avaient conservé leur solidité.

Un demi-siècle après, en 1752, Morand[2], dans le *Journal des savants*, nous fournit l'observation célèbre de la femme Supiot, chez qui existait outre un ramollissement des os des membres et du bassin « un épaississement considérable des os du crâne ».

Vers la même époque parurent les travaux de Duverney[3], de Navier[4], de Levacher de la Peutrie[5], relatant incidemment dans leurs descriptions un cas « d'état mou » du squelette cranien.

Mais pour tous ces auteurs l'ostéomalacie appartient exclusivement à l'âge adulte ; il n'est encore pas question de l'existence de cette affection chez le vieillard, et Conradi[6], dans sa thèse, en 1796, écrit *osteomolacia*

[1] Lambert, *Mercure galant*, 1700, avril et mai.
[2] Morand, *Journal des savants*, 1752.
[3] Duverney, *Traité des maladies des os*, Paris 1751.
[4] Navier, *Observations théoriques et pratiques sur le ramollissement des os*, Paris, 1755.
[5] Levacher de la Peutrie, *Traité du rakitis*, Paris, 1772.
[6] Conradi, *Dissertatio de osteomalacia*, Gœttingen, 1796.

personas stantum ætate majore corripit. Cette idée persiste jusque dans la seconde moitié du XIXe siècle. C'est, en effet, en 1835 que Hermann Prœsch, tablant sur deux nouvelles observations, prétend localiser au sexe féminin et à l'âge adulte le processus ostéomalacique ; il insiste aussi sur la rareté de la localisation sur les os du crâne, disant que « le plus souvent ils ne sont pas ramollis ».

Dans cette même période, Dechambre[1] publie le cas de la femme Moutardier, suivi de près par le travail de Stanski[2], où les altérations craniennes sont décrites avec soin ; il insiste sur la spongiosité des os du crâne « qui se laissent facilement entamer par le scalpel » et sur l'amincissement extrême de la table externe.

Ces publications font naître une série de discussions pour ou contre l'identification du rachitisme avec l'ostéomalacie.

C'est dans les thèses de Bouvier[3], de Beylard[4] et surtout de Collineau[5] (1859), résumant les opinions de cette époque sur la nature de l'ostéomalacie que nous avons trouvé un certain nombre d'observations de crânes ostéomalaciques.

En 1869, paraît la thèse de Sauvage[6] sur le crâne sénile où, sous la rubrique « Atrophie sénile des os »

[1] Hourmann et Dechambre, *Archives de médecine*, 2e série t. VII, p. 355, 1835.

[2] Stanski, thèse Paris, 1835.

[3] Bouvier, thèse Paris, 1858.

[4] Beylard, thèse Paris, 1852.

[5] Collineau, thèse Paris, 1859.

[6] Sauvage, thèse Paris, 1869.

sont catalogués une série de crânes égyptiens présentant, ainsi que nous le montrera, dans cette étude, l'analyse minutieuse de ces observations, tous les caractères des lésions ostéomalaciques.

Puis, Bouley[1], en 1874, publie avec M. Hanot le cas d'une malade atteinte d'ostéomalacie, qui présentait, à l'autopsie, un tel ramollissement du crâne que « le scalpel en coupait les parois, comme il ferait d'un morceau de carton ». Il établit même sur des coupes des os pariétaux de ce crâne, une formule histologique de l'ostéomalacie presque analogue aux conclusions de Rindfleisch, Cornil et Ranvier[2] sur l'anatomie pathologique de cette affection.

Les travaux de Rehn[3], sur l'ostéomalacie infantile, de Demange[4], sur la forme sénile de l'ostéomalacie, nous fournissent plusieurs observations de lésions craniennes ostéomalaciques que, plus loin, nous étudierons en détail.

Nous en aurons fini avec cet exposé historique quand nous aurons cité l'excellente monographie de Meslay[5], renfermant de minutieuses descriptions de crânes ostéomalaciques. En outre, plusieurs communications lyonnaises[6] sur la question ont, dans ces derniers temps, établi une heureuse classification des for-

[1] Bouley et Hanot, *Arch. de physiologie*, t. VI, 1874.
[2] Cornil et Ranvier, *Histologie pathol.*, 1874.
[3] Rehn, *Handbuch f. Kinderheilk.* t. IV.
[4] Demange, *Revue de médecine*, 1881.
[5] Meslay, th. Paris, 1896.
[6] J. Paviot et Mouriquand, Du crâne ostéomalacique *(Soc. méd. des hôp.*, 1903).

mes craniennes de l'ostéomalacie que nous adopterons entièrement.

Dans le cours de ce travail, nous nous inspirerons fréquemment des idées émises dans la publication de MM. Paviot et Mouriquand.

CONSIDÉRATIONS GÉNÉRALES

Nous ne saurions encore établir un exposé clinique des crânes ostéomalaciques, d'après les observations publiées jusqu'alors. Généralement, c'est à l'autopsie que la constatation de la lésion cranienne qui nous occupe a été faite, sauf en certains cas d'ostéomalacie très marquée, où la mollesse du crâne s'imposait au doigt explorateur, tel le malade observé par MM. Bouley et Hanot, et dont nous reproduisons plus loin l'observation. Cependant, à la fin de cette étude, nous essaierons de démontrer, à la suite de descriptions anatomo-pathologiques d'ostéomalacie cranienne sénile, qu'il peut être possible d'établir au chevet du malade âgé, le diagnostic de crâne ostéomalacique. Plus facile à distinguer sera, en clinique, le crâne de l'ostéomalacie infantile, comme le prouvent quelques cas rares, cités dans la littérature médicale.

Tous les auteurs sont unanimes à reconnaître la rareté de la localisation cranienne de l'ostéomalacie, quelque forme qu'elle affecte, puerpérale, sénile ou infantile. Déjà, en 1835, Hermann Prœsch, de Heidelberg, dans la relation de deux cas d'ostéomalacie féminine, notait, à la suite de résumés des observations d'ostéomalacie jusqu'alors publiées, que « les os de la tête sont toujours de tous les moins déformés et, quoiqu'ils le fussent dans le fameux fait de la femme Supiot, le plus souvent ils ne sont pas ramollis ».

La lecture des protocoles d'autopsie nous a montré que ce sont les os des membres inférieurs et du bassin les plus fréquemment atteints, viennent ensuite les os des membres supérieurs de la colonne et du thorax. C'est, en dernier lieu, que le crâne est touché par le processus ostéomalacique.

Collineau, en 1859, dans sa thèse, dit à ce sujet, à son article intitulé « Déformations du crâne et de la face »: Il est rare qu'on ait à les (déformations) observer ; d'abord, parce que plus que les autres, les os du crâne et de la face échappent au ramollissement, ensuite, parce que leurs dimensions, leur mode d'agencement se prêtent peu aux déformations ostéomalaciques.

Dans quelques cas, où les os du crâne ont été trouvés à l'autopsie, vasculaires, raréfiés et flexibles, on avait observé pendant la vie une rotondité anormale de la boîte osseuse cranienne.

Des os de la face, les os zygomatiques et le maxillaire inférieur sont ceux dont la forme éprouve les plus grands changements lorsque l'ostéomalacie a porté sur eux ses lésions. Les premiers font au-dessous de la région temporale une saillie exagérée ; les angles du second, sollicités sans cesse par les muscles masséters se recourbent en dehors et en haut. Le résultat général est de faire paraître la face élargie et raccourcie.

Et cependant, on est tout étonné, après l'affirmation de Collineau sur la rareté du crâne ostéomalacique, de trouver, à la lecture de ses cinquante-huit observations, huit cas d'ostéomalacie cranienne ; mais il faut remarquer que l'auteur a publié les relations d'ostéomalacie les plus typiques, les formes les plus généralisées.

Par suite du plus lourd tribut que paie le sexe féminin à cette affection osseuse, il est évident que c'est chez la femme que nous trouverons le plus grand nombre de crânes atteints. Pour Marjolin, la proportion des femmes aux hommes est de 20 à 1. Pour Litzmann, 11 hommes pour 120 femmes, soit 91,6 pour 100. L'ostéomalacie paraissant dépendre de certaines influences géologiques présente pour certaines régions une affinité élective. C'est ainsi qu'en Calabre et en Allemagne nous verrons, par les observations publiées, que le crâne ostéomalacique est quelquefois noté.

Y a-t-il également des influences ethniques, résultat de viciations dans l'habitat ou le *modus vivendi* de certains peuples, ainsi que paraît le démontrer la relative fréquence de l'ostéomalacie cranienne sur les squelettes des momies égyptiennes ? L'examen des crânes de ces dernières est, comme on le verra dans le cours de ce travail, assez probant à ce sujet.

DES DIVERSES FORMES DU CRANE OSTÉOMALACIQUE

La lecture des observations d'ostéomalacie, malgré le peu d'attention prêtée, en général, à l'examen du crâne, par les auteurs, nous autorise à cataloguer sous quatre formes les lésions craniennes de cette ostéopathie. Dans le premier type, type infantile, le ramollissement se localise sur un seul os du crâne, l'occipital, après avoir, au préalable, envahi la plupart des os du squelette.

Lorsque le crâne conservera son aspect général en présentant cependant une certaine rotondité accompagnée de *ramollissement* des os, avec ou sans épaississement, il constituera pour nous une autre forme bien spéciale, une des plus fréquentes d'ailleurs.

Le troisième type, type sénile, le moins connu, ayant jusqu'à présent, semble-t-il, donné lieu à des interprétations souvent erronées, se caractérise par ses lésions localisées, par la prédilection de ces dernières pour les os pariétaux et par leur symétrie sur ceux-ci.

Dans la quatrième forme, nous rangerons les crânes ostéomalaciques, à bosselures nombreuses, résistantes, à dépressions molles, réparties indifféremment sur la voûte cranienne.

I. — Crâne ostéomalacique infantile

Le craniotabes est-il une lésion ostéomalacique ? Telle est la question qui semble se poser, à la lecture de la définition suivante, donnée par Gayraud[1] dans le *Dictionnaire des Sciences médicales* : « C'est un (le craniotabes), ramollissement des os analogue à celui que les classiques appellent *ostéomalacie* et, pour cette raison, on lui a donné le nom de *craniomalacie* ou craniotabes. » Cette phrase est, en somme, la traduction de la dénomination allemande (*weiche Hinterkopf*) proposée par Elsässer (Stuttgart, 1843), et dont le sens a été ensuite élargi par les travaux de Lederer, Spengler et West.

Les descriptions données par ces auteurs, résumées par Gomby, dans le *Traité des maladies de l'enfance*, nous donnent de « l'occiput mou » le tableau suivant. C'est un ramollissement de l'occipital qui peut débuter dans les premiers mois de la vie, mais surtout du quatrième au huitième, rarement après le douzième. Lorsque l'on passe la main derrière la tête, on sent des surfaces dépressibles ; l'os est en carton mouillé ; parfois l'encéphale est perçu, séparé par une membrane fibreuse, flexible.

Le ramollissement peut n'envahir qu'une portion de l'os ou quelques zones facilement perceptibles.

Hénoch a trouvé, dans les autopsies, la substance

[1] *Dict. des Sc. médicales*, t. XXII.

osseuse, spongieuse, molle et sanguine, le péricrâne épais et sanguin.

Il cite les recherches entreprises par Friedleben, qui prétend avoir trouvé une diminution de 30 pour 100 des phosphates terreux, sur l'occipital.

La seule objection capitale que nous ferons à la théorie du craniotabes considéré comme lésion ostéomalacique est d'identifier deux processus absolument différents: le défaut d'ossification et le ramollissement osseux. Chez l'enfant atteint de craniotabes, il n'y pas encore eu formation d'os, et conséquemment pas de ramollissement de ce tissu absent. Il n'y a même souvent dans le craniotabes, qu'un retard d'ossification osseuse, car plusieurs mois après la consolidation osseuse se produit. D'ailleurs, pour la majorité des auteurs, on ne saurait voir dans le craniotabes qu'un accident de rachitisme.

Ainsi, pour nous autoriser à qualifier un crâne mou d'enfant de crâne ostéomalacique, il faut que le ramollissement se soit produit sur un crâne préalablement ossifié et que la lésion cranienne, pour avoir force de légitimité, soit accompagnée d'autres ramollissements siégeant sur le reste du squelette. Nombreuses sont les éliminations auxquelles donne lieu cette conception du crâne ostéomalacique infantile et, actuellement, il n'a été à notre connaissance publié que trois cas d'ostéomalacie chez l'enfant, avec altération du côté de la voûte cranienne, vérifiées à l'autopsie.

Rehn, de Francfort-sur-le-Mein, sur 6 cas d'ostéomalacie, en 1882, a noté que l'un d'eux présentait un ramollissement osseux combiné à des déformations du squelette, *qu'au crâne ce ramollissement portait sur une portion de l'occipital.*

Le squelette était mince et léger, présentant d'anciennes fractures spontanées.

Dans le cas de M. Bury, le ramollissement des os était aussi marqué, et au crâne, tout l'occipital était ramolli.

La troisième observation est due à Davies Colley qui en 1884, fit la communication suivante à la « Pathological Society of London ». Il s'agissait d'une petite fille qui avait présenté une mollesse extraordinaire des os, avec de nombreuses fractures, *du ramollissement de l'occipital*, des déformations du front et du thorax.

L'auteur, par un diagnostic indiscutable, établissait les différences capitales du rachitisme, où le squelette est dur, avec l'ostéomalacie, à système osseux fragile, léger et ramolli.

Pourquoi, sur l'occipital, la prédilection de l'ostéomalacie, pour un crâne d'enfant ? Est-ce en raison d'une ossification plus laborieuse de cet os, plus pauvre en sels calcaires que les os voisins ? Il faut plutôt incriminer une cause mécanique, le décubitus dorsal.

L'enfant au squelette ramolli reste étendu sur le dos, son occipital subissant la pression de l'oreiller ou du traversin. De plus, certains auteurs ont trouvé chez ces sujets de l'hydrocéphalée, cause importante pour la disjonction des sutures occipito-pariétales.

C'est même plutôt à l'intervention de ce dernier élément morbide qu'il faut attribuer les phénomènes nerveux, à caractères convulsifs, que présentent les petits malades atteints de ramollissement ostéomalacique.

Car, malgré les affirmations des Allemands, le palper de l'occiput n'est nullement dangereux et préjudiciable pour l'enfant; on ne provoque en aucune façon de crises alarmantes par l'exploration de toute la partie postérieure de la voûte cranienne, malgré l'existence d'une dépressibilité très accentuée.

Et il nous souvient, à ce sujet, qu'un de nos maîtres regrettés, le Dr Colrat, insistait à propos du craniotabes rachitique, sur l'innocuité de l'exploration de l'occipital mou.

Nous n'avons pas connaissance de travaux parus sur la composition chimique des occipitaux d'enfants ostéomalaciques; y a-t-il formule chimique identique chez les ostéomalaques adultes et chez les enfants?

Ainsi la distinction d'un type de crâne infantile, par les caractères énoncés plus haut paraît, on le voit, s'imposer dans le classement des lésions craniennes de l'ostéomalacie.

II. — Deuxième forme du crâne ostéomalacique.

C'est dans cette catégorie que nous trouverons les cas les plus étranges par l'exagération des troubles de ramollissement, ceux pour lesquels les examens les plus minutieux et les descriptions les plus détaillées ont été faits. Dans ce cadre, nous verrons publier les formes les plus parfaites de l'envahissement total du squelette.

Dans la forme de l'ostéomalacie cranienne qui nous occupe, nous présenterons des crânes peu modifiés dans leur configuration extérieure, ne décelant pas à l'œil cette lésion ostéopathique.

Tout au plus, pourra-t-on remarquer une rotondité en certains cas exagérée. Il n'y a pas d'altérations du cuir chevelu, aucun œdème. Les cheveux conservent leur implantation et ne sont atteints à aucun moment de la maladie dans leur vitalité. Sur le front n'existe aucune rougeur, ni réaction inflammatoire.

Le caractère dominant de ce type cranien, c'est le ramollissement étendu à toutes ou presque toutes les pièces osseuses. La diminution d'épaisseur des parois de la boîte cranienne peut être considérable et donner une sensation très particulière d'élasticité, de rénitence au toucher. D'autre fois, l'ovoïde cranien présente une épaisseur anormale, il est mollasse, le doigt enfonce dans un tissu ramolli.

Les lignes suturales sont perdues, la fusion des bords des pièces osseuses toutes spongieuses a effacé les traces des sutures. Le ramollissement a fait disparaître les fines dentelures, les aiguilles délicates des lignes de soudure des os craniens.

Tous ces caractères, nous les retrouverons sous une forme plus ou moins parfaite dans une série de dix observations d'ostéomalaciques ayant présenté des lésions craniennes, publiées par Collineau dans sa thèse.

Nous avons trié ces dix relations d'ostéomalacie cranienne parmi les cinquante-deux observations de ramollissement du squelette réunies par l'auteur cité ci-dessus.

Observation III de la thèse de Collineau (résumée).

(Thauson, *Edinb. med. chir. trans.*, 1826.)

James S..., santé robuste jusqu'à vingt-quatre ans.

Symptôme initial en 1766. Douleurs aux pieds et aux genoux de nature rhumatismale.

En 1768, fracture de cuisse en montant un escalier. Cinq semaines après, la jambe et la cuisse s'incurvent.

De 1768 à 1775, état stationnaire. Incurvation des cuisses en forme d'S. Raccourcissement. Douleurs lorsqu'on les soulève.

Mort de dysenterie. Durée neuf ans.

Autopsie. — *Os du crâne complètement ramollis.*

Thorax aplati. Colonne vertébrale courbée. Muscles pâles et envahis par un tissu cellulaire dont on ne peut les isoler. Humérus un peu courbés.

Observation VI de Collineau (résumée).

(Stanski, thèse Paris, 1839.)

P..., scrofuleux, mère syphilitique. Père bien portant, dix frères et sœurs ; la plupart morts en bas-âge.

Rougeole vers huit ans. Déviation de l'épine redressée par un appareil orthopédique.

Mauvaise alimentation. Humidité. Diarrhée habituelle.

Depuis l'âge de seize ans, douleurs erratiques dans les membres, concassantes, gagnant de bas en haut.

Chute. Fracture du fémur droit. Appareil pendant sept mois. Quelques jours après l'application de l'appareil, fractures du fémur gauche. Plus tard, fractures de la jambe gauche, puis fracture de l'humérus gauche (pas de consolidation de toutes ces fractures).

Ramollissement, raccourcissement, incurvation des os des membres.

Amaigrissement prononcé. Tendance marquée au sommeil.

En 1837 (âgé de dix-huit ans), il entre à l'hôpital Cochin.

Thorax aplati d'avant en arrière et latéralement.

Côtes flexibles à la moindre pression, portant des traces de fractures.

Bassin tuméfié et douloureux à la pression.

Membres supérieurs déformés, surtout l'humérus gauche.

Membres inférieurs très déformés, contournés sur eux-mêmes.

Douleurs nulles pendant le repos, réveillées par la pression.

Diarrhée. Oppression. Hémoptysie. Asphyxie.

Intelligence intacte.

Autopsie. — Pas de raideur cadavérique.

Ramollissement complet des os qui se laissent entamer par le scalpel.

Côtes très ramollies surtout en arrière.

Bassin aplati d'avant en arrière.

Fémurs : courbures considérables.

Périoste blanchâtre, épaissi, très vasculaire.

Tête : quoique plus durs que les autres os du corps, les *os de la tête sont tellement ramollis qu'ils se laissent entamer par le scalpel.*

Les sutures du crâne sont tout à fait effacées ; les parois de la boîte cranienne ont de 5 à 9 millimètres d'épaisseur.

La surface externe du crâne est assez lisse, si ce n'est au niveau des bosses frontales et pariétales où elle est rugueuse et comme corrodée par la carie.

La coupe présente les deux tables interne et externe excessivement minces, entre lesquelles on voit le *diploé très spongieux, mou, s'imbibant d'eau comme une éponge*, lorsqu'on met les os dans du liquide.

On voit dans le diploé quelques artérioles que l'injection avait pénétrées et, dans les sinus veineux des caillots de sang noir.

Les sinus frontaux sont très petits et les sphénoïdaux ont été effacés ; *la cavité cranienne est régulière.*

Les os de la face sont mous et épaissis.

Les dents ont conservé leur solidité.

La colonne vertébrale est légèrement déviée à droite ; les vertèbres lombaires sont affaissées.

Cette observation est parmi les anciennes publications d'ostéomalacie une de celles où l'auteur a le plus minutieusement décrit les altérations craniennes et observé quelques-uns des caractères énoncés en tête de la description du type cranien ostéomalacique qui nous occupe.

Stanski est le premier qui, frappé de l'état des parois de la voûte, ait eu recours à une opération de vérification scientifique en voulant approximativement mesurer la valeur d'observation du diploé spongieux, par l'immersion des pièces osseuses dans un volume connu de liquide.

Autre fait relaté par Stanski et qui étonnera plusieurs observateurs : la conservation de la solide implantation des dents, malgré le ramollissement très marqué du massif osseux de la face.

Observation VIII de Collineau (résumée).

(Anal. Mercure Galant, 1700.)

B. d'A..., vingt-deux ans. Douleurs générales. Fièvre au début. Déformation des membres. Ramollissement complet de tous les os, excepté des dents.

Incurvation à la moindre pression.

Œdème. Peau dure, coriace.

Autopsie. — *Le crâne est assez ramolli pour être dépecé par une spatule*, mais il ne présente pas de déformation trop accentuée.

Le tissu osseux est réduit à une masse charnue, molle comme de la cire.

Cavités irrégulières, remplies de sang épaissi.

Diminution de la taille, évaluée à un grand pied.

Observation IX de Collineau (résumée).

(S. Bérau, *Phil. trans.*, 1738-1743.)

Femme diabétique. Après la cessation des phénomènes diabétiques, douleurs violentes dans les épaules, à la région dorsale et aux membres.

Au bout de trois ans et demi, séjour forcé au lit.

Ramollissement complet des os qu'on peut plier en arc de cercle.

Mort au bout de quatre ans de maladie.

Autopsie. — Sternum, côtes, cartilages très ramollis (côtes repliées en Z).

Le crâne, sur plusieurs de ses os, se trouve réduit à une enveloppe ayant l'épaisseur d'une coquille d'œuf.

De toutes les descriptions que nous avons recueillies sur le crâne ostéomalacique, nous n'en avons trouvé aucune, où la diminution d'épaisseur de la voûte soit aussi marquée. Par ces protocoles d'autopsie trop concis, nous ne savons sur quelle table de la voûte cranienne a porté le processus de cette réduction osseuse.

Observation XI de Collineau (résumée).

(Valsalva, cité par Morgagni, 52e lettre.)

Femme de cinquante ans. Symptôme initial : douleur à la mâchoire inférieure ; hémorragie très abondante par le foyer d'un abcès au cou.

Peu après, douleurs aux os, sensation de fracture au moindre mouvement.

Ensuite flexibilité des os des membres inférieurs, comme s'ils avaient été de cire.

Autopsie. — Os iliaque, fémurs, tibias, *os du crâne ramollis, flexibles comme du papier, se laissant couper comme du cartilage* suintant un liquide sanguinolent et une matière graisseuse.

Ce crâne est assez semblable, par ses lésions, à celui de Bernarde d'Armagnac; à la section, « il semble couper du fromage de gruyère » selon la pittoresque expression contenue dans le *Dictionnaire des Sciences médicales.*

Observation de Gooch, cité par Stanski (résumée).

Mary H..., 1748. Début à l'âge de trente ans.

Douleurs générales avec fièvre pendant plusieurs semaines.

Localisation de ces douleurs aux cuisses et aux jambes, non augmentées par la pression.

Fracture de la jambe en marchant dans la chambre. Défaut complet de consolidation. Flexibilité des fragments dans toute leur étendue.

Ensuite, flexibilité des cuisses devenues œdémateuses.

Aplatissement du thorax. Courbure de la colonne vertébrale. Douleurs de la région lombaire au moindre mouvement.

Marche impossible.

Affaissement des os du bassin.

Diminution de la taille réduite à 2 pieds 2 pouces.

Symptômes de scorbut l'hiver suivant. hémorragies par les gencives.

Autopsie. — Poumons sains, mais comprimés par les déformations du thorax.

Ramollissement des os de la tête, du bassin et de la colonne vertébrale.

Ramollissement plus avancé des os des membres qui se laissent couper dans toute leur longueur, réduits à une substance parenchymateuse, parsemée de lamelles osseuses ressemblant à des coquilles d'œufs.

Périoste plus épais qu'à l'ordinaire.

Tête des os et cartilages conservés.

Cette observation nous établit bien la marche d'envahissement, par l'ostéomalacie du crâne après toutes les autres pièces du squelette ; elle nous montre aussi le plus faible degré de ramollissement de la voûte cranienne par rapport aux autres os longs.

Le bassin, quoique formé d'os plats, comme l'est, en somme, la voûte cranienne, est là comme dans tous les cas d'ostéomalacie frappé bien avant le crâne. Il subit le ramollissement souvent même avant les diaphyses des os des membres. Dans l'identification morphologique du bassin et du crâne nous ne trouverons donc encore aucun argument pouvant expliquer pourquoi le crâne est le point terminus de l'envahissement ostéomalacique.

Il est une relation de Lobstein (*Anat. pathol.*, 1833), où tous les os du corps furent atteints par l'ostéopathie molle, sauf le crâne qui conserva sa dureté.

Observation de Lobstein (résumée).

Dame anglaise de trente-cinq ans. Non mariée.

Présente une douleur très vive à la hanche qui s'étend ensuite à la cuisse.

Fracture au tiers moyen de la cuisse.

Extension des douleurs aux côtes et au bras gauche.

Affaiblissement progressif. Mort.

AUTOPSIE. — Fémurs tuméfiés, ramollis, contenant une masse rougeâtre de l'aspect d'un caillot sanguin, étranglés comme par une ligature à leur partie moyenne.

Les os du bassin, les corps des vertèbres, le sternum, les côtes se laissent couper avec le scalpel.

Os du crâne résistants.

La résistance du crâne au processus ostéomalacique est démontrée là en toute évidence.

OBSERVATION de Solly (résumée).

(Solly, *Med. chir. trans.*, London, 1844).

Sarah N..., femme de trente-neuf ans.

Pas d'enfants.

A trente-cinq ans, douleurs rhumatismales dans tous les membres. Depuis, souffrances extrêmes.

A trente-sept ans, chute sans fracture appréciable.

Deux mois après, par le seul poids des jambes, les deux fémurs se fracturent pendant qu'on portait la malade au lit.

A trente-huit ans, incurvation latérale prononcée de la colonne.

Projection en arrière des côtes qui sont repliées sur elles-mêmes et aplaties.

Clavicules fracturées toutes deux.

L'année suivante, les os des iles sont roulés en dedans.

Nouvelles fractures aux bras.

Nouvelles déformations aux mains.

Mort par asphyxie. Durée, quatre ans.

AUTOPSIE. — *Os du crâne mous.* Vaisseaux élargis. Leur section donna issue à une matière molle, charnue et rougeâtre.

Os des membres inférieurs : ramollissement notable.

Métacarpiens flexibles.
Radius, cubitus fracturés.

Observation de Morand (résumée).

(Mém. de l'Académie des Sciences, 1753)

Femme Sup.., à vingt-sept ans, première couche. Grande faiblesse dans les reins. Claudication des deux côtés.

A vingt-huit ans, en 1748, deuxième couche Faiblesse. Douleurs.

En 1749 : fausse couche à deux mois et demi. Peu de temps après, douleurs rhumatismales étendues aux deux membres inférieurs atteints alternativement.

En 1751 : Quatrième couche. Augmentation des désordres.

Six mois après, augmentation des douleurs, incurvation des membres inférieurs. Peu à peu les déformations des os augmentèrent et devinrent excessives.

En 1752, mort.

Autopsie. — *Epaississement mou des os du crâne.*

Amincissement des os iliaques. Traces de fractures. Colonne vertébrale : courbures exagérées. Tassement des vertèbres.

Bassin rapetissé. Os iliaques transparents.

Cette célèbre observation, qui fut le point de départ de travaux sur l'ostéomalacie, nous montre le peu de sympathie morbide de la voûte cranienne et du bassin ; la première molle, *épaissie*, le second transparent, aminci ; tous deux cependant malléables et déformables sous le doigt.

Observation de Goodwin (résumée).

(Lond. medic. Jour.)

Mary B..., sept grossesses sans accidents. Après la septième, fracture à la jambe par cause légère.

Huitième grossesse pendant laquelle elle se fait une fracture de cuisse en sortant de son lit.

Puis fractures multiples sans cause, ayant pour caractères particuliers de se faire dans des points des os déjà douloureux et cessant de l'être après la fracture produite.

La malade arrive à un total de vingt-trois fractures.

Mort à trente-quatre ans.

Autopsie. — *Os du crâne et vertèbres ramollis comme du cartilage.*

Humérus flexible et très vasculaire.

Ce dernier sujet est superposable comme évolution et surtout comme aspect anatomo-pathologique du crâne aux cas publiés par Martin, dans le *Bulletin de la Société anatomique* de 1827, par Lohmeier en 1833, et par Fauché en 1849, dans le *Bulletin de la Société anatomique.*

Dans cette série d'observations nous relevons huit femmes atteintes de cette ostéopathie ramollissante pour deux hommes. C'est, en somme, la proportion que nous signalions dans un de nos chapitres précédents, concordant avec la statistique de Marjolin et de Litzmann.

Plusieurs d'entre elles ont un passé puerpéral très chargé, cependant nous citerons des cas très probants où la localisation cranienne est indépendante de la puerpéralité.

Le crâne lorsqu'il est atteint par l'ostéomalacie, tout au moins pour la forme qui nous occupe, l'est en raison directe de l'intensité de la généralisation au squelette et non en raison de la cause productrice de l'affection.

Piron et Meslay ont publié un cas d'ostéomalacie chez une fillette de quinze ans où certes, le ramollissement cranien ne saurait être fonction d'une origine puerpérale de l'affection,

Nous donnons ici résumée cette observation.

Observation I de la thèse de Meslay (résumée).

Marguerite B.., quinze ans, entre à l'hôpital Trousseau.

Antécédents héréditaires: — Père mort, grand alcoolique.

Mère bien portante. Cinq grossesses. Une seule fausse couche. Accouchements tous réguliers.

La petite malade a été élevée au sein par la mère jusqu'à l'âge de vingt-deux mois; pas de rachitisme dans l'enfance.

Vers l'âge de treize ans, douleurs dans les membres inférieurs, sans rien dans les jointures.

En *un mois*, développement très rapide d'un double *genu valgum*.

Ostéotomie double.

Peu de temps après, douleurs vives dans les membres supérieurs.

Impotence relative.

Développement concomitant d'une cypho-scoliose très accentuée.

Apparition des déformations aux membres : les doigts prennent l'aspect classique des baguettes de tambour. Les jambes sont à angle obtus sur les cuisses ; l'extension est impossible.

Les fémurs se déforment en crosse, l'un même se fracture.

Le thorax s'affaisse et diminue de hauteur.

Il n'existe aucune déformation du crâne ni de la face.

Dents très bonnes, régulièrement plantées.

Voûte du palais régulière.

Les mouvements de la tête sur le cou sont très faciles.

L'enfant meurt dans le marasme après avoir présenté dans les derniers temps des accès de dyspnée.

Autopsie. — « La boîte cranienne est coupée au couteau avec facilité. Son épaisseur est énorme, au moins triple de l'épaisseur habituelle des os du crâne ; sur la surface de la coupe apparaissent une multitude d'aréoles remplies d'une substance d'un rouge vif qui remplace la moelle osseuse ; il n'y a pas de différenciations entre les deux tables des os ; l'ensemble forme une sorte de feutre épais élastique et qu'on peut plier en certains points.

« La base du crâne est le lieu de lésions analogues.

« Les deux dômes orbitaires sont enlevés d'un coup de ciseau ; les lames osseuses ont une épaisseur d'un demi-centimètre ; elles ne paraissent plus contenir de sels minéraux.

« Le rocher, le sphénoïde, la portion écailleuse de l'occipital cependant moins atteints ; les deux rochers se laissent difficilement pénétrer par le couteau.

« L'apophyse basilaire se laisse, par contre, facilement traverser.

« L'encéphale d'un volume normal ne présente rien de particulier à l'œil nu.

« Le maxillaire inférieur est gonflé sur toute son étendue, on n'y sent pas de fracture ni de déplacement à travers les téguments. »

Le reste de l'observation montre que le processus ostéomalacique a eu son maximum d'intensité au niveau des os des membres.

L'humérus s'écrase, dit Meslay, sous la pression du doigt.

Le cubitus et le radius ont des diaphyses du volume d'une allumette au point le plus rétréci.

Les omoplates se plient avec la plus grande facilité.

Les diaphyses des fémurs sont formées d'une gaine mi-partie fibreuse, mi-partie calcifiée entourant une bouillie rouge noirâtre.

Il en est de même des tibias.

L'examen histologique des os a été pratiqué dans le laboratoire de M. le professeur Cornil.

Voici la méthode d'examen qui a été suivie : les os ont été décalcifiés par un séjour dans l'eau saturée d'acide picrique ; au bout de trois semaines d'immersion, coloration à l'hématoxyline, éosine et picro-carmin de Orth.

L'examen a porté sur une coupe transversale de l'occipital et sur une coupe transversale du frontal.

Coupe transversale de l'occipital :

A un faible grossissement, on voit la coupe limitée d'un côté par des trousseaux fibreux périostiques d'où l'on voit pénétrer des trousseaux de fibres arciformes qui vont se continuer avec les trousseaux du tissu fibreux, qui se montre là aussi intermédiaire aux lamelles osseuses, déchiquetées en pièces de jeu de patience et, d'autre part, par les trousseaux fibreux épaissis de la dure-mère.

A un grossissement fort, cette coupe permet de suivre pas à pas les progrès de la lésion. En certains points, on trouve un placard fibreux avec une lumière vasculaire en son centre, des lamelles osseuses à sa périphérie ; ces lamelles sont bordées d'ostéoblastes perpendiculaires à la surface ou en rangées aplaties le long de leurs bords, avec quelques myéloplaxes ; pas d'encoche.

A côté, d'autres lamelles osseuses disposées de la même manière à la périphérie d'un système de Hawers, ont leurs bords déchiquetés en véritables golfes plus ou moins profonds, et ces cavités de Howshih sont comblées d'ostéoblastes et surtout de myéloplaxes.

Enfin, sur d'autres points de la préparation, on reconnaît la lumière centrale, le système fibreux interne puis, à la périphérie, on voit des placards entièrement formés de myéloplaxes qui ont pris entièrement la place des lamelles osseuses préexistantes.

A noter à la périphérie de la coupe, au niveau de la surface externe du périoste, la coupe de fibres musculaires non altérées.

Coupe transversale du frontal :

L'aspect est ici absolument identique à ce que nous venons de décrire au niveau de l'occipital, avec tous les degrés de destruction des lamelles osseuses.

Cette observation de Péron et Meslay est la première en date, après cependant celle de Bouley et Hanot où le protocole d'autopsie nous fournit une analyse détaillée des lésions craniennes, considérées au point de vue histologique. Plus loin, comparativement à d'autres examens microscopiques, nous verrons l'interprétation pathogénique que différents auteurs ont établie à la suite de l'étude de ces coupes d'os craniens ramollis.

Observation II (thèse de Meslay) (résumée).

L... Marie, âgée de cinquante-cinq ans.

Entre à l'hôpital Beaujon pour déformations de ses membres supérieurs et inférieurs.

Antécédents héréditaires. — Néant.

Antécédents personnels. — A eu quatre enfants, deux morts. Pas de fausses couches. Accouchements très réguliers.

Pas de misère physiologique.

Pas de syphilis ni d'alcoolisme.

La maladie actuelle a débuté par de vives douleurs fulgurantes dans les membres inférieurs.

A son entrée, on constate une déformation considérable des fémurs, très douloureux à la pression.

Le tronc est très replié sur lui-même.

Le bassin, très élargi, plie à la pression.

Les humérus sont contournés. Pseudarthrose à l'humérus gauche.

Le cou est dévié de telle façon que la tête s'incline sur l'épaule droite, l'oreille touchant la clavicule par son lobule.

Le crâne ne présente pas de déformation appréciable, à cela près que le front paraît très bombé et comme élargi.

Aucune douleur à la pression, qui ne révèle, d'ailleurs, aucun point ramolli. Il en est de même des os de la face. Pas de déformation du voile du palais.

Depuis quelque temps, la malade a perdu beaucorp de ses dents.

Atrophie musculaire considérable.

La malade meurt dans le marasme.

A l'autopsie, l'ablation du plastron sternal fait sourdre de chaque côté du manubrium un liquide puriforme, d'une teinte chocolat, qui n'est autre que la moelle osseuse diffluente.

Les poumons sont carnifiés, surtout à gauche. Noyaux tuberculeux aux sommets.

Rien de spécial aux autres viscères.

La calotte cranienne est épaissie avec un diploé très élargi. Elle a une consistance dure. Cependant, on enfonce assez facilement la pointe du scalpel dans cet os, et on arrive, avec une certaine difficulté, il est vrai, à pratiquer quelques coupes au niveau de l'os.

Sur les autres os, on peut faire la vérification des malformations que l'on sentait sur la malade de son vivant, c'est-à-dire les tours de spire des fémurs et la pseudarthrose de l'humérus gauche.

L'intégrité du crâne dans une ostéomalacie généralisée, intense, a pourtant été notée par certains observateurs frappés de la discordance du crâne resté ferme peut-être augmenté de volume cependant, et de la mollesse exagérée des autres pièces du squelette.

Observation extraite du *Correspondenzblatt. f. schweiz. Aerzte* (Immermann) (résumée).

Jeune homme de dix-huit ans, frappé d'une ostéomalacie de tout le squelette; les courbures des os se sont accompagnées de vives douleurs.

L'affection est en progrès. Les déformations les plus intenses se voient au niveau des genoux, du bassin, du rachis, du sternum et des clavicules

La musculature est très émaciée.

Le crâne est resté indemne et fait un contraste frappant.

Au point de vue étiologique, il est à noter que le jeune homme a vécu dans des conditions hygiéniques déplorables et qu'il est originaire du canton de Bâle, campagne proche voisine de l'Ergolzthal, un des foyers de prédilection de l'ostéomalacie.

Remarquons ici que le crâne semble jusqu'alors intact, mais que l'affection étant en progrès, il est très vraisemblable que, conformément aux remarques faites dans un chapitre précédent, il sera à son tour envahi par le processus de ramollissement, mais en dernier lieu. Il y a grande résistance en face de notre ostéopathie molle, mais lorsque cette dernière est intense, il finit par céder; il est la dernière pièce du squelette qui capitule.

Observation de Bouley et Hanot[1] (résumée).

M.., âgé de trente-neuf ans, passementier.

Antécédents héréditaires. — Père et mère bien portants.

[1] *Arch. de physiologie*, 1874.

Second de six enfants. Quatre morts, deux en bas âge, deux autres de tuberculose.

Frère rachitique dans l'enfance.

Antécédents personnels. — A trente-deux ans, contracta la syphilis. Peu après, la blennorragie compliquée d'orchite, à deux reprises successives.

Trois ans après, il eut une variole assez sérieuse ; à peine remis fait une chute d'une hauteur de 2m50 environ et se fracture la cuisse.

A son entrée (11 janvier), se plaint de ne pouvoir se tenir debout, souffre dans les lombes et les membres inférieurs. La pression exercée au niveau des membres est très douloureuse.

Aucune lésion appréciable sur la face et sur le crâne.

15 avril. — Bientôt les fémurs s'empâtent, deviennent mous; les tibias et les péronés à un degré moindre.

Les os des avant-bras commencent de s'incurver.

Intégrité des os du crâne et de la face.

1er septembre. — Etat général se maintient assez bon.

Les os des membres inférieurs présentent la même flexibilité anormale.

La pression exercée sur les différents points du squelette, *sauf au crâne, à la face, aux mains et aux pieds*, donne une sensation de mollesse, d'empâtement.

5 octobre. — Aujourd'hui, on éprouve une *sensation de mollesse, d'élasticité, sur le vertex, au niveau de la suture qui résulte de l'articulation du frontal et des pariétaux sur une étendue de 5 centimètres environ.* Etat général du malade toujours assez bon.

16 octobre. — Depuis quelques jours, le malade se plaint de souffrir à la tête : on constate par le toucher que la voûte cranienne à l'union des pariétaux et du frontal, n'offre pas la résistance habituelle et se déprime légèrement sous le doigt.

Sur les parties latérales du frontal, les veines sous-cutanées sont très saillantes et décrivent de nombreuses sinuosités.

20 octobre. — Violentes douleurs de tête qui s'étendent, dit le malade, jusque dans le nez. Crises d'angoisse.

7 novembre. — Le malade est remis de ces crises ; il n'a plus de céphalalgie.

Les parties de la voûte cranienne qui commençaient à se ramollir semblent présenter aujourd'hui un peu plus de résistance.

Le malade succombe au mois de février, après avoir présenté un tassement de plus en plus considérable de son thorax et une mollesse progressivement accusée de ses membres inférieurs et supérieurs.

Autopsie. — Etat du squelette :

La calotte cranienne sur toute son étendue est élastique, peu résistante ; on peut facilement la détacher de la base au seul moyen d'un scalpel qui coupe les parois, comme il ferait d'un morceau de carton.

Ces parois sont généralement épaissies ; sur un grand nombre de points de leur coupe, elles ont jusqu'à 1 centimètre ; elles n'ont jamais moins de 5 millimètres.

Cette même coupe des os de la voûte du crâne présente une coloration rougeâtre et l'aspect d'un tissu spongieux serré ; sur les bords de la coupe, soit en dedans, soit en dehors, il n'y a pas à première vue, de couche bien apparente de tissu compact.

Les sutures sont complètement effacées.

Les os de la base du crâne sont plus résistants que ceux de la voûte.

Toutefois, la pointe d'un scalpel s'y enfonce encore plus facilement qu'à l'état normal. Il en est de même pour les os de la face.

Toutes les dents sont intactes et solidement implantées dans les alvéoles.

Toutes les côtes droites ou gauches ont été fracturées et d'une façon parfaitement symétrique.

Sur toute leur étendue, les côtes sont considérablement atrophiées, mais surtout de chaque côté des cols où elles sont réduites à l'état de lamelles flexibles.

Quand on presse la diaphyse d'un humérus, on perçoit une sensation de mollesse complète ; on dirait qu'on presse du tissu musculaire. Il existe, en effet, à la partie moyenne de cet os une substance rougeâtre qui a la plus grande analogie, à première vue, avec le tissu splénique.

On traverse très facilement, avec un scalpel, les radius et les cubitus.

Flexibilité extrême du bassin.

Les deux fémurs présentent la même métamorphose que les humérus.

Fractures sur un tibia et un péroné.

D'une façon générale, les muscles sont flasques, plus pâles, moins développés.

Les viscères ne présentent rien de spécial à signaler. Pas de tuberculose pulmonaire.

Examen histologique. — Sur un os du crâne, les travées osseuses présentent les caractères suivants : une zone colorée entourant le tissu osseux ; disparition presque complète des couches corticales, qui se présentent sous l'aspect d'une lame osseuse mesurant à peine 2 à 4 dixièmes, interrompue d'espace en espace pour donner passage aux vaisseaux.

Le tissu qui remplit les espaces médullaires agrandis est formé d'une quantité de cellules irrégulièrement sphériques de 18 à 15 millièmes de millimètre, et à contenu granuleux, colorées par le carmin (granulations cellulaires rondes, inflammatoires, de Litzmann). Entre ces cellules embryonnaires, se dessinent des fibrilles fasciculées qui semblent les supporter ; mais cette disposition est surtout évidente sur le pourtour de la zone colorée, des cellules embryonnaires et de fines fibrilles semblent s'agencer pour former une nouvelle zone très nettement limitée.

Dans certains points, on voit sur le pourtour des canaux de Havers et des espaces médullaires des cellules aplaties d'un volume plus considérable que celui des cellules embryonnaires (cellules à prolongements de Darlymple) : elles semblent appliquées immédiatement sur la paroi colorée et former en s'anastomosant une couche continue.

Dans aucune partie des os et du crâne, on ne rencontre ni grosses cellules adipeuses, ni granulations graisseuses.

Observation de M. Moudon[1] (résumée).

La veuve P..., âgée de quarante-sept ans, entre aux Chazeaux dans un état lamentable.

Elle présentait outre les signes évidents d'une syphilis secondaire, des escarres sacrées très étendues, et des douleurs très violentes au niveau du sternum et des clavicules.

Sur ces dernières existaient deux exostoses très volumineuses.

Incontinence des matières fécales et de l'urine.

Peau chaude ; pouls filiforme.

Dans cet état misérable on donne de l'iodure à la malade.

L'état général redevint meilleur et à ce moment, par l'interrogatoire on apprend qu'elle vivait dans une extrême misère.

Elle avait eu six enfants, tous bien conformés.

Grossesse et couches normales.

Dix jours après son entrée, on constate une déformation très sensible de la cuisse gauche ; en réalité une fracture spontanée du fémur.

Elle succomba dans le marasme, un mois et demi après son entrée dans le service.

Autopsie. — Poumons partout perméables, sans aucune adhérence.

Adhérence de la crosse de l'aorte.

Encéphale, reins et organes génitaux sains.

La calotte cranienne est épaissie et, au niveau des pariétaux, elle atteint jusqu'à 1 cm. 50. Malgré cela, elle présente une grande mollesse et se laisse facilement couper par le sécateur.

A sa face interne, les impressions vasculaires sont très fortement prononcées ; entre elles la substance osseuse est rugueuse.

Si l'on examine la coupe, on a de la peine à y reconnaître les tables interne et externe. Toute l'épaisseur de l'os semble formée par un tissu spongieux assez serré dont les aréoles sont rem-

[1] *Lyon médical*, 1876.

plies d'une moelle jaunâtre. Enfin, ces os plient et ne peuvent résister aux efforts de traction assez modérés qu'on fait pour enlever la voute du crâne.

Les clavicules sont toutes deux fracturées vers leur tiers interne ; on trouve à ce niveau un col fibreux assez gros ; c'est la présence de ce col qui en a imposé pour des exostoses. A droite, le chevauchement est plus considérable. Pas de consolidation osseuse, les fragments sont mobiles. La couche compacte de ces deux os est amincie et se laisse facilement entamer par la rugine. Au-dessous, tissu spongieux d'où s'écoule une moelle rougeâtre.

Le sternum est d'une flexibilité remarquable. Il forme une voussure considérable à convexité antérieure jusqu'à l'appendice xiphoïde qui semble s'enfoncer dans le thorax.

Les côtes à quelques centimètres en dehors de leur articulation antérieure présentent un angle très saillant en avant et en dehors ; quelques-unes des inférieures étaient même fracturées à ce niveau, Depuis cet angle elles se dirigent directement en arrière, de façon à amener un rétrécissement transversal de la cavité thoracique.

Sur l'os coxal, mêmes lésions. mais à un degré plus avancé. La fosse iliaque interne affecte véritablement la forme d'une fosse assez profonde et particulièrement flexible. Elle semble épaissie et comme infiltrée ; le périoste en est gonflé et se décolle difficilement. On ne peut arriver à reconnaître l'articulation sacro-iliaque, car le scalpel entre aussi facilement dans la substance osseuse que dans les parties molles ; aussi une partie du sacrum est-elle restée attachée à l'os coxal. Sur la coupe, on voit de grandes cavités qui étaient pleines d'une boue rougeâtre, très fluide, ressemblant à du pus mêlé de sang. Ces cavités sont creusées aux dépens des trabécules osseuses et celles qui restent sont extrêmement ramollies et plient sous le doigt. La branche ischio-pubienne est contournée en S; la ligne innominée est droite; la branche horizontale du pubis portée en dedans et en avant, de façon à proéminer comme un roc sur la face antérieure du bassin.

En essayant de désarticuler le fémur gauche et sans traction excessive, le col s'est cassé et la tête est restée dans la cavité cotyloïde. Le cartilage de la tête se laisse facilement déprimer, et on voit que la couche compacte du fémur est diminuée.

Sur la partie inférieure du fémur gauche on trouve la fracture constatée pendant la vie. Le col fibreux est peu volumineux ; au-dessus et au-dessous le périoste est épaissi, lardacé ; en le détachant on enlève des lamelles soyeuses, molles, très friables.

Les deux fémurs sciés suivant leur longueur, montrent une disparition à peu près complète de la couche compacte, qui est réduite à une très mince coque d'une substance infiltrée.

Le tissu spongieux a disparu, au moins dans la diaphyse et se trouve remplacé par une bouillie lie de vin, diffluente, ressemblant à de la pulpe splénique. Dans la tête du fémur droit on trouve encore du tissu spongieux dans les aréoles duquel est déposée une grande quantité de graisse. Ces os qui, avant d'être sciés, présentaient une certaine résistance, se laissent maintenant déprimer et plient avec une extrême facilité.

Deux jours seulement après l'autopsie les os présentent une odeur infecte.

En somme, sur tous ces os on constate les mêmes altérations mais à des degrés divers. Sur les os du crâne, ramollissement des trabécules osseuses, qui enlève à l'os sa consistance. Sur les os plats, destruction des trabécules spongieuses, qui sont remplacées par des grandes cavités où est accumulée une moelle altérée, plus abondante qu'à l'état normal.

Sur les os longs, destruction et exfoliation du tissu compact, agrandissement du canal médullaire, comblé par cette même moelle. Enfin, comme conséquence, les déformations et les fractures spontanées.

La présentation de ces pièces anatomiques à la Société des Sciences médicales du Lyon donna lieu à une discussion sur l'étiologie de l'ostéomalacie ; et l'apport de plusieurs cas assez semblables dans leur évolution fit porter comme causes probables : la nourriture insuffisante et le séjour dans un logement privé d'air et de lumière.

Dix ans plus tard, à la même Société, furent présentés par M. Albertin plusieurs fragments squelettiques, provenant d'une malade décédée dans le service de M. le professeur Poncet.

Il n'existe aucune relation clinique sur le développement de l'affection chez cette malade car, entrée à l'Hôtel-Dieu dans un état comateux, elle mourut douze heures après son admission.

Voici résumé son protocole d'autopsie[1] :

Crâne. — A la palpation, le crâne est résistant, mais la boîte osseuse paraît se laisser déprimer assez facilement par une pression un peu accusée.

Le cuir chevelu étant enlevé au scalp, la calotte osseuse cranienne est divisée par une section circulaire faite avec le scalpel seulement. Il semble que l'on coupe du carton mouillé. La paroi de la boîte cranienne est augmentée d'épaisseur ; elle mesure environ 1 cent. 50, les tables interne et externe étant conservées, le diploé paraissant au contraire être le siège de cet excès de développement. Il n'y a pas trace de productions néoplasiques nulle part, soit sur les parois de la boîte, soit sur la base du crâne.

Le scalpel pénètre dans tous les points osseux où il est enfoncé et sectionne facilement l'os quel qu'il soit.

Tout le bassin est ostéomalacié, les ailes iliaques, le sacrum, la partie antérieure de la colonne vertébrale lombaire se laissent facilement diviser à l'aide du scalpel.

Le fémur droit et l'humérus du même côté présentent deux tumeurs kystiques extrêmement friables.

[1] Albertin, *Province médicale*, 1890.

Les os du tarse sont spongieux, ils peuvent être sectionnés en couches parallèles avec le bistouri.

Les viscères : poumons, foie, reins, étaient intacts.

Ces pièces anatomiques dont nous venons de donner la description macroscopique ont été examinées histologiquement dans le laboratoire d'anatomie pathologique de la Faculté par M. le professeur agrégé Bard.

Sur deux coupes faites avec un fragment de pariétal, on constate que les parois de la boîte cranienne présentent des lésions ostéomalaciques déjà très nettes et portant presque exclusivement sur la moelle elle-même. Celle-ci est le siège d'une sclérose diffuse assez marquée et, de plus, sur de nombreux points, surtout au voisinage immédiat des trabécules osseuses, les ostéoblastes présentent une prolifération très manifeste. Ces cellules attaquent les trabécules qu'elles entament sur de nombreux points. Quant aux trabécules osseuses elles-mêmes, elles sont peu modifiées dans leur structure interne ; en effet, il n'existe aucune différence entre leur zone centrale et leur zone marginale.

Au niveau d'un fragment de fémur on voit que la moelle est encore riche en cellules adipeuses. Au voisinage immédiat des trabécules osseuses, elle prend un aspect fibrillaire et se continue sans limites nettes avec ces dernières. Les trabécules sont profondémment altérées et en grande partie détruites. Elles apparaissent sous forme d'îlots de tissu osseux inclus dans des zones de sclérose pauvres en cellules.

Ce qui reste des trabécules elles-mêmes, se divise en deux zones assez distinctes dans les parties moins altérées. La zone centrale présente encore des cellules osseuses et des canalicules osseux arborisés munis de leurs corpuscules. De plus, elle se laisse faiblement colorer par le carmin.

Dans la zone marginale, au contraire, les canalicules osseux disparaissent ; la substance osseuse prend un aspect homogène, comme hyalin, et se colore en rouge par le carmin.

En résumé, les lésions présentent partout les mêmes caractères et les divers points examinés ne diffèrent entre eux que par des degrés d'intensité diverse du processus ostéomalacique.

A la lecture de toutes ces observations, on est frappé par la similitude macroscopique et microscopique des altérations craniennes ; dans toutes ces publications d'ostéomalacie, il semble que les descriptions des ramollissements craniens sont toutes calquées l'une sur l'autre, le scalpel découpe le crâne en tranches et le microscope décèle l'altération des trabécules osseuses et du diploé, telle est la formule qui paraît résumer toutes ces constatations anatomiques.

Nous devons maintenant étudier le mode d'envahissement du crâne sénile par l'ostéomalacie.

Avant de considérer la lésion ostéomalacique installée dans un crâne de vieillard, nous devons établir les caractères normaux d'un crâne sénile, caractères considérés souvent comme des processus d'ordre pathologique.

III. — Type du crâne ostéomalacique sénile

A lire les transformations que subit le crâne sous l'influence de l'âge, dans les descriptions anatomiques classiques, il semble que les auteurs ont englobé, dans un processus qu'ils considèrent comme normal, certaines altérations d'ordre pathologique.

Le crâne du vieillard se caractérise, disent ces anatomistes : 1° Par l'oblitération de toutes les sutures ;

2° Par des troubles trophiques qui altèrent la constitution même du tissu osseux.

Nous ne retiendrons comme caractéristique d'un crâne sénile ordinaire que la première de ces deux affirmations. L'oblitération successive des sutures dans un crâne adulte qui le conduit à une ankylose plus ou moins complète, est l'apanage des crânes séniles. A cette donnée, Parchappe ajoutait que le volume de la tête augmentait sensiblement jusqu'à près de cinquante ans pour diminuer au delà de soixante, mais les observations consciencieuses de Sauvage ont fait rejeter cette prétendue loi. Il n'est pas nécessaire que la synostose entraîne des déformations craniennes ; de même que des altérations dites séniles peuvent exister sur des crânes dont toutes les sutures sont exemptes de soudures, les observations de Bonn, de Saudifort et de Béclard paraissent le prouver.

De plus, la rareté des troubles trophiques craniens comparée à l'extrême fréquence des crânes synostosés non déformés, montre bien que l'on doit distinguer, au point de vue qui nous occupe, un état sénile physiologique et un état sénile pathologique. L'atrophie de certains os du crâne, que l'on observe assez exceptionnellement chez le vieillard est un phénomène d'atrophie morbide et non un signe de décrépitude plus ou moins normale. Ainsi, pour nous, un crâne commence de prendre le type sénile vers la quarante-cinquième année, c'est-à-dire à l'époque où la synostose débute. Elle sera totale vers soixante-quinze ans environ.

Sauvage, dans sa thèse, a présenté, à la suite d'une étude portant sur près de deux mille crânes, les remarques suivantes au sujet de l'ordre suivi par l'oblitération des sutures sous l'influence de l'âge.

Pour lui, l'oblitération débute par la suture bi-pariétale, la lambdoïde et la coronale restent ouvertes plus longtemps. La synostose gagne ensuite la suture sagittale et y débute en un point qui correspond à l'intervalle des trous pariétaux (obélion). La dernière partie de cette suture qui reste ouverte est la portion antérieure. Les sutures coronale et lambdoïde se ferment ensuite ; les parties latérales de la suture fronto-pariétale restent plus longtemps perméables que les parties de la suture sagittale.

La partie latérale droite de la coronale s'oblitère avant la gauche et plus que celle-ci dans le rapport de 14 à 9. La lambdoïde reste un peu moins longtemps ouverte que la fronto-pariétale. A l'inverse de la coronale, la lambdoïde commence à s'oblitérer par sa partie latérale droite, puis par sa région médiane ; c'est la partie latérale gauche qui se ferme la dernière ; ces résultats peuvent s'exprimer par des nombres qui sont entre eux comme 96 : 58 : 49. La soudure, quoique commençant à droite, est cependant moins active de ce côté qu'à la partie médiane, où la suture s'efface plus souvent complètement. La suture sphénoïdale s'oblitère avant la suture écailleuse ; ces sutures sont les deux dernières à se souder. Ces deux sutures sont rarement largement ouvertes.

Il ne paraît y avoir aucune relation entre le degré de complication de la suture et le degré de soudure de cette même suture.

Dans l'examen des crânes, la provenance ethnique est une donnée dont il faut tenir compte. On sait, en effet, que Gratiolet a établi, relativement à la synostose des os du crâne chez les diverses races humaines, une loi dont il ne faut cependant pas exagérer la portée. Il a remarqué que, dans les races supérieures, les sutures restent plus longtemps et plus largement ouvertes en avant qu'en arrière ; tandis que dans les races inférieures, c'était l'inverse qui se produisait. Ainsi, chez le blanc, les articulations pariéto-frontales sont plus longtemps libres et moins étroitement serrées que chez le nègre ; ce dernier, au contraire, offre une laxité plus grande de ses sutures lambdoïdes. Cette remarquable inversion a été discutée sur le retentissement du contenant sur le contenu, sur le développement plus facile des lobes frontaux chez le blanc et sur l'accroissement de volume plus considérable des lobes occipitaux chez le nègre.

A la vérité, cette loi souffre d'assez nombreuses exceptions, de même, celle qui prétend que le summum d'activité cérébrale correspond à la date de l'apparition de la soudure des sutures.

HISTORIQUE DU CRANE SÉNILE

Tous les anciens auteurs avaient déjà remarqué certains de ces caractères du crâne sénile.

Aristote et Galien effleurent rapidement la topographie du crâne chez le vieillard.

Oribase, le premier, dit : « La diminution du volume du cerveau a lieu, comme l'affirme Hippocrate, chez ceux qui deviennent chauves ; les os du sinciput, qui sont plus spongieux et plus minces que les autres et qui reposent en haut sur le cerveau, vu son insuffisance, ne les atteint, ni ne saurait les toucher, car cet organe s'affaisse et retombe en redescendant sur sa base. »

C'est à peu près dans les mêmes termes que Gall et Spurzheim, vers la fin du XVIIIe siècle, écrivaient : « Le cerveau revient à des dimensions plus petites et force le crâne à diminuer de volume. »

C'est Visole qui, précédant de beaucoup d'autres observateurs, remarque que la voûte du crâne du vieillard a perdu ses sutures. Il rapproche ce fait de celui de la soudure des vertèbres chez les sujets âgés. (*neque profecto mirum est senibus suturas concrescere, si quidem illis vertebras uniri connascique cernamus.)*

Fallope, Spigel, Bauhin, Ruysch, à un siècle d'intervalle, notent la plus grande épaisseur par places du crâne sénile et l'absence, parfois, de diploé.

Tenas, vers la fin du siècle dernier, donnait des observations suivies sur le variations dans la forme et dans le volume du crâne humain, selon l'âge. Il écrit : « Les os du crâne perdent de leur poids, conséquemment de leur dureté, avec l'âge, par la spoliation qui se fait alors de leur terre. »

Plus tard, Davy fait intervenir la chimie dans l'analyse du crâne chez le vieillard. Il prétend que, dans l'âge avancé, la proportion de phosphate de chaux augmente dans l'occipital et diminue dans le maxillaire inférieur. Davy, par cette constatation, crée deux courants d'opinion, car d'autres chimistes affirment que, dans la vieillesse, il y a altération et changement de constitution osseuse, tandis que Davy ne fait intervenir qu'une rupture d'équilibre dans la composition du crâne sénile.

Ribes, Béclard, Virchow, Welckler, ensuite, s'inspirant des découvertes précédentes, s'occupent des processus d'ossification craniens chez le vieillard.

De ce rapide examen des travaux parus sur le crâne sénile, à travers les âges, nous emportons l'impression que, comme nous le faisions pressentir au début de cet article, on a confondu, dans une même description, les variations physiologiques et les déformations pathologiques.

Sans vouloir rapporter à l'ostéomalacie tous les cas d'atrophie sénile du crâne, nous prétendons que la plupart des faits relatés comme tels doivent être considérés comme une localisation de cette ostéopathie ramollissante ; dans le cours de troubles généraux relevant de l'ostéomalacie méconnue, nous en retrouvons plus loin plusieurs cas par l'analyse minutieuse de certaines observations de Sauvage, considérées comme des faits d'atrophie sénile.

La meilleure description du crâne sénile ostéomalacique que nous puissions donner est celle que nous avons rencontrée dans le travail si documenté de MM. Paviot et Mouriquand.

Voici l'observation de la malade porteur de la lésion qui nous occupe, telle que nous la devons à l'obligeance des auteurs :

Observation I

(Recueillie à l'hospice du Perron par M. Mouriquand, interne).

A l'entrée : Pas de renseignements sur les antécédents héréditaires, ni sur les collatéraux. Affirme n'avoir jamais fait de longues maladies.

Mariée à vingt-quatre ans, son mari mourut à quarante ans, probablement de bacillose pulmonaire.

Elle eut six enfants, les deux premiers à terme, moururent dans l'accouchement ; des quatre autres, deux moururent vers dix ans d'affection indéterminée ; les deux derniers, une fille et un garçon, sont vivants et bien portants.

Elle insiste sur ce fait que tous ses *accouchements ont été très difficiles* ; les deux premiers durèrent quatre ou cinq jours et chaque fois on dut faire des applications de forceps. Le médecin qui la vit à ce moment, parla de rétrécissement du bassin.

A l'entrée : c'est une petite femme un peu ridée, assez maigre, qui se lève et marche dans la salle. Mais levée, la tête lui tourne, elle se perd dans la salle et ne retrouve ni son lit, ni les cabinets.

Anx poumons, rien aux sommets, nombreux râles sous-crépitants, assez fins et humides aux deux tiers inférieurs du poumon gauche.

Rien à droite.

Sonorité normale partout, pas de toux, pas d'expectoration.

La colonne vertébrale présente une cyphose NETTE, *peu accentuée, qui ne serait survenue que depuis une dizaine d'années et sans douleurs, mais non pas au moment des grossesses.*

Le *bassin* n'est pas sensiblement déformé ; il semble, cependant, que les crêtes iliaques ne présentent pas leurs courbures normales et soient aplaties.

Au cœur, pointe difficilement localisable, paraît battre dans le cinquième espace en dehors de la ligne mamelonnaire. A l'auscultation, pas de bruits anormaux. Pouls : 65. Egalité du pouls des radiales. Pas d'hypertension appréciable.

Tube digestif. — Varices des lèvres et de la langue. Celle-ci est un peu sèche. La soif n'est pas excessive. L'appétit est bon, les digestions faciles, pas de constipation. Abdomen un peu ballonné et sonore à la percussion. Pas de douleur à la pression. Foie normal.

Système nerveux. — Réflexes patellaires normaux. Pas d'anesthésie. Pas de paralysie. La vue est bonne, ainsi que l'ouïe.

Les urines ne sont pas très abondantes. Pas de polyurie nocturne, pas de douleurs à la miction.

Urine jaune pâle, contenant un peu de mucine et un léger disque d'albumine. Pas d'œdèmes.

8 janvier 1903. — De l'examen il ressort : *Albuminurie légère sans signes cardio-vasculaires de néphrite.*

Légère diminution respiratoire au sommet gauche. Râles bulleux aux deux bases.

30 mai. — Vers la fin du mois d'avril, la malade a présenté un accident mal caractérisé qui a consisté en : rougeur de la face, nécessité de réchauffer les membres, sans paralysie. Depuis, les sœurs de la salle ont remarqué de l'affaiblissement de la mémoire, du défaut de reconnaissance des personnes, de la famille. Enfin, depuis quelque temps, elle se lève la nuit, a peur de mourir, à peine recouchée se relève. Toutefois, elle ne gâte pas.

Elle semble un peu constipée.

Pas d'albumine à AzO3H ou chaleur (urines du matin).

4 juin. — La malade a pris, il y a trois jours, de la température avec ronchus, sibilances, râles sous-crépitants disséminés dans les poumons. Hier, ces phénomènes se sont amendés, elle conserve aujourd'hui, outre quelques sibilances, un foyer de râles sous-crépitants un peu au-dessus de la base gauche.

Depuis le dernier examen, la malade se mouille souvent ; son affaiblissement est plus marqué.

Elle présente dans tous ses muscles un certain degré de contracture qui paraît assez douloureuse, *se plaint quand on écarte l'un de l'autre ses membres inférieurs*. Les réflexes rotuliens ne sont ni augmentés ni diminués. Pas de trépidation épileptoïde. La sœur dit que l'incurvation de la colonne s'est accentuée rapidement depuis quelques jours.

Douleur vive au redressement des côtes. La malade semble donc avoir fait ces jours-ci une poussée d'ostéomalacie sénile.

9 juin. — Ce matin, elle présente une raideur de plus en plus accentuée, généralisée au corps tout entier. Les membres inférieurs sont en extension, les membres supérieurs ont une flexion qui demande un certain effort pour être vaincue. Lorsqu'on veut essayer d'asseoir la malade, on constate que la flexion des

cuisses sur le bassin se fait très mal et que, tout entière, elle est soulevée, rigide, n'appuyant plus sur le plan du lit que par ses talons. Les réflexes ne sont pas exagérés.

Le ventre est ballonné. La malade urine bien. Ce matin, selles abondantes avec un peu de sang.

L'auscultation est difficilement pratiquée, en raison de la rigidité et de la douleur. Les lésions pulmonaires paraissent très probables en raison de sa respiration bruyante, stertoreuse.

12 juin. — La malade est morte la nuit passée. Depuis quatre heures du soir, elle a présenté des mouvements convulsifs dans les membres supérieurs seulement.

Elle a manifesté, pendant la journée du 11 juin, une hyperesthésie douloureuse très marquée du cuir chevelu, poussant des cris au moindre attouchement de cette région. Elle se salissait constamment et n'aurait pas uriné pendant la journée.

Autopsie le 13 juin 1903 (33 heures après la mort).

A l'ouverture de l'abdomen : pas d'adhérences à la région vésiculaire et sous-hépatique. Pas d'épaississement des parois de la vésicule. Quelques petits calculs sentis par la palpation. L'hiatus de Winslow est libre.

Appendice normal, accolé pourtant à la portion ascendante du côlon et couché sur son méso-côlon. Le méso-appendice paraît sain. Etat rugueux du Douglas avec teinte légèrement laiteuse. L'*utérus* a ses parois bourrées de nodosités indurées, de couleur nacrée, soulevant la séreuse. Cicatrice étoilée au niveau du méso-côlon iliaque.

L'*estomac* paraît refoulé en arrière par la partie gauche du côlon transverse qui occupait toute la portion répondant normalement à l'espace de Traube.

Le *tablier épiploïque* a été refoulé dans l'hypocondre gauche, sans adhérence nulle part. Cependant, l'estomac étant amené au dehors, on constate qu'il est biloculé, rétréci au tiers inférieur de la petite courbure, sans doute par un spasme agonique. A ce niveau, sensation d'épaisseur plus grande de la paroi, sans trace aucune de travail inflammatoire. On peut s'apercevoir alors que l'estomac étant à peu près vertical, sa moitié supérieure ou cardiaque a été refoulée en arrière par le côlon transverse remonté, alors que sa deuxième portion pylorique occupe une position à peu près normale.

A l'ouverture du thorax. — Symphyse totale de la plèvre droite. Adhérences au sommet gauche. Pas de liquide dans la cavité pleurale ni péricardique.

Poumon gauche. — A la partie supérieure du lobe inférieur on trouve une surface pulmonaire violacée, résistant au doigt, à plèvre légèrement dépolie. Par transparence on y aperçoit des taches blanchâtres ; sur la coupe, verticale en ce point, on peut hésiter entre un foyer de broncho-pneumonie lobulaire peu étendu et des tubercules récents un peu confluents. Cette zone indurée et ne crépitant plus, ne dépasse pas le volume d'une grosse noix ; un morceau prélevé en ce point-là seulement va au fond de l'eau, immédiatement à côté le morceau surnage. Dans tout le reste du lobe inférieur, voire même dans tout le lobe supérieur et dans la languette antérieure, on sent par la palpation que le parenchyme est criblé de petites nodosités donnant la sensation de grains de plomb ; ces nodosités n'y sont pas confluentes, mais espacées, et le parenchyme pulmonaire crépite bien dans l'intervalle ; on pense à des granulations anciennes guéries, mais des doutes viennent quand, par la pression, on fait sourdre d'elles un contenu caséeux assez liquide.

Poumon droit. — On trouve, disséminés dans tout le parenchyme, de petits grains durs rappelant les tubercules du poumon gauche. Autour d'eux, le tissu pulmonaire est congestionné, mais crépite bien.

Cœur : 290 grammes. — Toutes les valvules sont suffisantes à l'épreuve de l'eau. Très léger athérome des sigmoïdes aortiques. La mitrale a son bord adhérent épaissi ; sur une valve, une végétation du volume d'un grain de blé. Myocarde sain.

Estomac. — L'ouverture fait disparaître à l'œil nu la biloculation. Intégrité parfaite de la muqueuse. Pylore libre.

Rate : 150 grammes. — Léger épaississement inflammatoire de la capsule.

Foie : 800 grammes. — Rien d'anormal.

Rein droit : 25 grammes. — Sain.

Rein gauche : 90 grammes. — *Dilatation des calices et bassinet.* Quelques kystes. Tache blanchâtre superficielle. Pas de dilatation de l'uretère.

Utérus. — Muqueuse hémorragique et tomenteuse. Dans la paroi, nodules blancs myomateux.

Crâne. — Présente un aplatissement des deux bosses pariétales lui donnant, avec la saillie médiane de leur crête de suture, l'aspect général d'un toit à deux pans. Amincissement notable au niveau des deux régions déprimées. Bourrelet épais, rouge, entourant la zone déprimée.

Cet aplatissement et cet amincissement des deux pariétaux se fait très manifestement aux dépens de la moitié externe de son épaisseur, c'est-à-dire que, en parcourant du bout des doigts la face interne du crâne les yeux fermés, on ne reconnaît pas les limites de la dépression ; tandis qu'en faisant la même investigation sur la face externe, on sent un talus. Le crâne étant dépouillé complètement de ses parties molles, aux deux dépressions du pariétal répond un amincissement feuilleté de la boîte cranienne, les sillons vasculaires de la face interne se voient alors en vergetures claires et brillantes, quand on les regarde par transparence, et le fond de ces sillons n'est plus formé que par la table interne amincie comme du papier ; mais on peut dire, en réalité, qu'au niveau des dépressions, la lésion est guérie, n'est plus en activité, le diploé y a complètement disparu. Ce n'est donc pas un amincissement relatif par rapport à de l'épaississement du voisinage.

Quand on continue à regarder le reste du crâne par transparence, en dehors des deux plaques pariétales amincies, on voit qu'il n'a pas subi d'épaississements. Il est moins transparent parce qu'il ne s'est pas aminci et non pas parce qu'il s'est épaissi. Toujours par transparence dans les parties du crâne qui ont gardé leur épaisseur ordinaire, on peut constater des taches irrégulières, de couleur noir violacé, qui prédominent dans l'écaille de l'occipital et dans les deux frontaux, et dans le bourrelet qui entoure les dépressions des pariétaux.

Cerveau, cervelet, bulbe. — Rien d'anormal sur les coupes macroscopiques.

Colonne vertébrale. — La coupe au rachitome décèle le ramollissement très marqué des arcs vertébraux, dont les sections saignent, laissant couler par la pression une moelle rouge, mélangée par endroits de moelle graisseuse en petite quantité sous forme de gouttelettes jaunes mélangées à de la moelle lié de vin.

Le décubitus ventral exagère la cyphose dorsale qui paraît extrême. Courbure latérale à la région dorso-lombaire, dont la concavité regarde à gauche.

Sur la coupe frontale des corps vertébraux de la région lombaire, on peut constater que toute la moelle osseuse n'est pas transformée en moelle rouge et qu'il reste des territoires jaunes et graisseux, à contours géographiques. Le processus actuel paraît donc récent et ne semble pas avoir encore transformé en totalité la moelle de ces os.

Moelle. — Aucune altération macroscopique.

Côtes. — Le ramollissement osseux paraît maximum au niveau des côtes qui plient comme du carton et se cassent ensuite comme lui sans bruit osseux. La moelle est rouge lie-de-vin, et s'écoule facilement à la pression qui rapproche sans peine les parois du conduit osseux aminci qui la contient.

Sternum. — Le sternum est mou, se laisse pénétrer sans peine par le couteau. Même caractère lie de vin de la moelle.

Examen histologique du poumon. — Il a montré que, quelque soit le point prélevé, partie supérieure du lobe inférieur gauche, languette antérieure ou sommet, partout on a affaire à de gros tubercules caséeux récents avec cellules géantes, légère zone de congestion et de pneumonie catarrhale autour.

Pour les coupes du fragment qui était induré à l'autopsie et qui allait au fond de l'eau, on y trouve des tubercules caséeux discrets, de très petit volume, perdus dans une nappe en alternant les alvéoles en pneumonie catarrhale et les alvéoles envahis par les globules rouges. Il semble que ce dernier point n'est ni plus ni moins tuberculeux que les autres et que son aspect macroscopique est du à l'hypostase.

Cette observation, probante au point de vue ostéomalacique, par les lésions rencontrées sur les côtes, la colonne vertébrale et le sternum, nous fournit le type cranien de l'ostéomalacie sénile tel que nous le retrouverons plus loin, dans les descriptions des auteurs, avec l'étiquette *Crâne sénile.*

HISTORIQUE DU CRANE OSTÉOMALACIQUE SÉNILE

La littérature médicale a toujours englobé, jusqu'à ces dernières années, dans le même cadre, l'atrophie sénile et l'ostéomalacie.

La raréfaction du tissu osseux au niveau des pièces craniennes a été remarquée, depuis le siècle dernier, par Sœunnering, Kohler et Rosenmüller, qui décrivent, chez les vieillards, des crânes mous, *presque perforés.*

Béclard, le premier, fait en 1805 un mémoire sur la question et remarque aussi des îlots de substance mince, à constitution osseuse ; au milieu d'eux existent parfois des perforations. Il insiste déjà sur la prédilection des lésions pour les os pariétaux et explique ainsi les déformations produites : « c'est le milieu de ces os (pariétaux) dans lequel la lame externe s'enfonce vers l'interne ».

Plus tard, dans son livre intitulé *Eléments d'anatomie générale*, le même auteur, développant ses premières idées, rapporte l'amincissement observé, à la disparition du diploé, sans diminution ni altération des tables interne et externe ; il écrit : « Les os larges du crâne éprouvent assez souvent, dans la vieillesse, un amincissement ; il résulte de la résorption du diploé et du rapprochement de la table externe vers l'interne, de manière à produire, tout à la fois, et un grand amincissement et une dépression extérieure. C'est par les bosses pariétales, qui en sont fréquemment affectées, que cette atrophie commence ordinairement. »

Quelques années plus tard, Cruveilhier essaie, par l'observation de plusieurs crânes atteints « d'atrophie sénile », de fixer le point constant de la perforation sur les pariétaux. Il remarque aussi qu'il existe, autour de l'amincissement partiel du pariétal, un amincissement assez considérable, en bourrelet, toutes choses que nous avons trouvées, avec description détaillée, dans l'observation de MM. Paviot et Mouriquand. Cruveilhier prétend que la perforation se produit toujours au niveau du sillon de la méningée moyenne.

Durand-Pardel, dans son *Traité des maladies chroniques*, prétend avoir rencontré assez souvent la pellicule osseuse qui tient lieu de pariétal, en totalité ou en partie. « Nous avons vu, plus d'une fois, la voûte du crâne réduite par places à une mince couche de substance compacte et translucide ; c'est surtout chez les vieillards *amaigris et décrépits* que nous avons fait cette observation. »

Mais la description qui paraîtrait le mieux s'accommoder avec les altérations du crâne ostéomalacique de notre malade du Perron est bien celle de Houël ; il semblerait que notre observation s'est inspirée des remarques de cet auteur, tant y sont semblables les lésions observées, et Houël intitule sa communication « atrophie sénile ». C'est à la Société anatomique de Paris que Houël présenta quelques crânes provenant de la Salpêtrière, dans les termes que voici :

« L'atrophie sénile est remarquable au crâne, principalement à la voûte et à la partie postérieure des pariétaux ; elle se répète avec une certaine régularité et elle est plus visible à la surface externe, où l'on trouve une dépression notable, qu'à l'interne, où l'on ne peut la constater que par la transparence de l'os qui résulte de son amincissement mais, de ce côté, il n'existe aucune dépression.

C'est par le diploé que paraît commencer la résorption, car dans les points atrophiés on n'en trouve plus trace ; les deux lames de tissu compacte arrivent à se toucher ; et il est facile de voir que l'externe paraît encore plus amincie que l'interne.

Ainsi, tous ces auteurs parlent ou de l'ostéoporose, ou de l'atrophie sénile, mais aucun n'emploie le terme ostéomalacie et ne songe à rapprocher cette spongiosité osseuse de celle observée assez fréquemment chez les adultes. Le squelette étant peu touché par le ramollissement osseux, chez les vieillards, attire moins l'attention des auteurs.

Il semble bien que l'ostéopathie molle sénile a passé presque inaperçue, quant à sa nature, jusqu'aux travaux de Charcot et Vulpian à la Salpêtrière. Même Dupuytren, Barth et Nélaton ont expliqué la fragilité bien connue des os des vieillards par la raréfaction progressive du tissu osseux. Pour ces auteurs, il s'agit d'un processus analogue aux processus atrophique, scléreux et dégénératif granulo-graisseux qui sont la déchéance de tous les tissus ou organes sous l'influence de la sénilité.

Trousseau, dans ses cliniques de l'Hôtel-Dieu, cite trois cas d'ostéomalacie aiguë, dont un survenu chez une femme de soixante-dix ans, qui ne présentait au crâne qu'une douleur diffuse, sans ramollissement de sa voûte au toucher. A ce propos, il présente l'ostéomalacie comme étant la forme du rachitisme chez les adultes et les vieillards. S'inspirant de ce parallèle, il ordonne une médication où l'huile de foie de morue fait tous les frais, et proclame, au bout de quelque temps, la disparition de tous les accidents douloureux siégeant au niveau des pièces du squelette. A ce moment déjà, Trousseau insistait sur la prédominance des lésions de ramollissement sur les os du bassin, des côtes et du sternum, et nous trouvons dans les travaux de Charcot et Vulpian la même affirmation.

Pour eux, la cage thoracique et le bassin sont les seules parties du squelette qui soient atteintes par le ramollissement ; « quelquefois, *par exception, les os du crâne subissent un premier degré d'altération.* »

Demange, dans son article de la *Revue de Médecine*, considère que la colonne, les côtes et le sternum sont les os les premiers atteints ; la moins grande fréquence de localisation de l'ostéomalacie sur les autres pièces squelettiques dépend peut-être d'une insuffisance de survie. En somme, l'ostéomalacie sénile frappe surtout le sternum, la colonne et les côtes, et rarement s'étend au crâne.

Caractères généraux du crâne ostéomalacique sénile. — Le plus grand nombre des protocoles d'autopsie, français et étrangers, que nous avons consultés, nous présentent le crâne sénile ostéo-malacique avec les particularités générales suivantes :

C'est le plus souvent dans une zone spéciale des pariétaux qu'il existe un amincissement très prononcé de l'os, se manifestant par une dépression aussi facilement constatable par la vue que par le toucher. Cette plaque d'amincissement est assez souvent symétrique.

Ce qu'il y a de remarquable, c'est la constance du lieu d'élection sur les bosses pariétales. Il ne semble pas que le côté droit soit plus souvent affecté que le côté gauche.

En examinant le crâne par sa face interne, on est frappé de la surface unie, régulière de la lame interne, qui ne décèle par aucun soulèvement, aucune saillie, la dépression si marquée sur la table externe.

Par transparence, on constate l'amincissement considérable de la pellicule osseuse qui tient lieu de paroi cranienne; les empreintes des vaisseaux apparaissent en lignes brillantes.

Autour de cette dépression, sur la face externe, existe un bourrelet d'autant plus saillant que la zone atteinte est plus transparente.

Jamais, nous n'avons vu décrit, un empiétement de la ligne médiane par notre lésion ostéomalacique.

Il peut parfois exister sur la voûte cranienne, disséminées, des plaques présentant les mêmes caractères macroscopiques ; il s'agit d'un processus à forme de propagation serpigineuse. La perforation, malgré l'extrême amincissement de la région du pariétal atteinte, est fait rare. La solution de continuité est alors à contours irréguliers, déchiquetés, entourée d'une zone transparente, limitée elle-même par le bourrelet saillant que nous avons décrit plus haut.

Le pariétal, quoique atteint seul dans la grande majorité des cas, n'est pourtant pas le seul os où se localise le processus ostéomalacique : on rencontre cependant, et Humphry[1] en a signalé un cas, désigné par lui ostéoparose sénile, des plaques d'amincissement siégeant parfois à la partie postérieure de la suture sagittale.

Sur un crâne d'Australien, le même auteur anglais a rencontré deux dépressions ayant les caractères morphologiques que nous avons décrits plus haut, et siégeant sur les deux bosses frontales; elles présentaient le même aspect et une situation identique à celles que l'on rencontre sur les pariétaux.

L'écaille occipitale peut aussi être lésée et, en Allemagne, il a été décrit un crâne qui, outre les altérations pariétales habituelles du crâne ostéomalacique sénile, offrait d'autres taches d'amincissement siégeant symétriquement de chaque côté de l'occipital.

Ainsi, malgré la fréquence de la lésion sur les pariétaux, on voit que la localisation de l'ostéomalacie sénile sur une autre série de crânes ne constitue pas un fait absolument isolé.

ÉTIOLOGIE ET PATHOGÉNIE

Mais pourquoi cette prédisposition particulière du pariétal pour l'ostéomalacie, et surtout d'une région

[1] *The Journal of Anatomy and Physiology*, Cambridge, 1874.

déterminée de cet os, le voisinage de l'obélion ? A cette question, il n'est guère possible de répondre que par des hypothèses, basées cependant sur d'indéniables constatations.

Le pariétal est, de tous les os du crâne, celui dont l'ossification est la plus laborieuse, si bien qu'il n'est pas très rare, nous dit Pozzi, de trouver, jusque vers l'âge de deux ans, des points où elle ne s'est pas effectuée, sorte de lacunes membraniformes qui peuvent aller jusqu'à faire ressembler l'os, vu à contre jour, à une véritable dentelle.

De plus, la région de l'obélion est dans le pariétal, le point où l'ossification est toujours en retard. Ce lieu, dont la nutrition pénible dès l'enfance a été signalée et est attestée jusque chez l'adulte par la simplicité de la suture, sa soudure précoce et la présence des trous pariétaux, est précisément celui sur lequel, ou tout au moins au voisinage duquel, la raréfaction ostéomalacique va se montrer chez le vieillard.

Étendant cette donnée à d'autres parties du squelette, on peut remarquer d'après une loi de l'ossification d'ailleurs, que d'une façon générale, la soudure des épiphyses des os se fait dans un ordre inverse de celui de l'apparition de leurs points d'ossification et, comme le dit Féré[1] « sur le fémur, comme sur le pariétal, on voit que la raréfaction du tissu osseux se manifeste d'abord, et surtout dans la région où les soudures se sont effectuées les premières sur le col ».

[1] *Bulletin de la Soc. Anat.*, 1876.

Il resterait maintenant un point à élucider. Pourquoi, en effet, la lésion ostéomalacique porte-t-elle toujours sur la surface externe et le diploé, la lame interne paraissant intacte.

Humphry prétendait que la dépression pariétale était due à un manque d'équilibre entre l'élargissement de l'os à l'extérieur et à l'intérieur, sous l'influence de la poussée cérébrale, après l'oblitération des sutures.

Cette hypothèse est ruinée par ce fait que les sutures ont été souvent trouvéespartiellement ouvertes, sur des crânes présentant nettement les dépressions pariétales.

En insistant sur la rareté de l'ostéomalacie sénile, et, par conséquent, plus encore sur celle du crâne touché par cette ostéopathie, nous signalerons la prédisposition féminine. Plus des deux tiers des cas appartiennent au sexe féminin ; dans un groupe de onze cas, concernant des malades ayant dépassé cinquante-six ans, Grajon [1] n'a trouvé que deux hommes. L'existence de grossesse antérieure ne paraît pas être une cause prépondérante. Mais on ne peut s'empêcher de remarquer combien souvent est chargé le passé morbide de ces vieillards ostéomalaciques. Ce n'est guère qu'à l'âge minimum de quarante-cinq ans que l'ostéomalacie donne au crâne le type que nous avons décrit ; le chiffre maximum oscille entre soixante-quinze ans et quatre-vingt-trois.

Toutes les races humaines y sont sujettes. Il est difficile de dire si toutes y sont également prédisposées,

[1] Grajon, thèse Paris, 1892.

car beaucoup d'observations ont porté sur des crânes des races supérieures. En France, le chiffre de 1,4 pour 100 de crânes séniles, donné par Sauvage, est beaucoup trop élevé car, malgré le grand nombre d'autopsies pratiquées dans les hospices de vieillards, on a peine à trouver quelques observations nouvelles de soi-disant atrophie sénile dans les recueils scientifiques.

Observation II

(Présentation d'un crâne sénile ostéomalacique par M. le Dr Audry, à la Société médicale des hôpitaux de Lyon, le 24 février 1903.)

Il s'agit de la calotte cranienne d'un homme âgé de quatre-vingt-trois ans, mort à la Charité.

Cette calotte est creusée de dépressions et d'anfractuosités très profondes siégeant avec une prédominance très nette sur les os pariétaux ; elles correspondent, comme on peut le voir par transparence, à un amincissement considérable de la substance osseuse. La surface interne du crâne est parfaitement lisse et n'offre aucune saillie.

Ces dépressions se sentaient avec la même netteté du vivant du malade ; elles s'étaient installées trente ans auparavant sans déterminer la moindre douleur. La syphilis était rigoureusement niée.

Jamais il n'avait eu de symptômes cérébraux.

Le diagnostic avait celui de lésions ostéomalaciques séniles arrêtées dans leur développement.

Il faut ajouter que la colonne offrait un certain degré de scoliose et que le sacrum semblait avoir subi un mouvement de bascule.

Cette observation est très précieuse, en ce qu'elle seule nous renseigne sur l'évolution des zones d'amincissement ; on voit combien est torpide le développement de ces lésions, puisqu'au bout de trente ans, elles n'avaient même pas tendance à la perforation. Ici, les dépressions ostéomalaciques ont une histoire clinique; elles se produisent et évoluent sans douleurs, sans troubles cérébraux.

Nous avons, au laboratoire d'anatomie pathologique, le crâne complètement desséché, examiné de nouveau les altérations de sa calotte. Nous avons remarqué que si les pariétaux étaient profondément touchés par le processus ostéomalacique, d'autres zones également offraient sur d'autres pièces du crâne, sinon une transparence aussi parfaite, tout au moins un certain amincissement.

Sur les bosses pariétales à la face externe existent plusieurs anfractuosités ; trois sur le pariétal gauche et deux sur le pariétal droit. A gauche, deux d'entre elles ont les dimensions d'une pièce de 2 francs; l'autre, celles d'une pièce de 1 franc. Les bourrelets qui les entourent et les séparent sont extrêmement saillants. Dans leur disposition générale, elles représentent les trois angles d'un triangle.

A droite, les deux dépressions situées l'une derrière l'autre, à 2 centimètres environ de la suture sagittale, ont les dimensions d'une pièce de 1 franc. Leurs talus, quoique très surélevés, ne sont pas taillés à pic comme ceux des trois anfractuosités du côté gauche ; ils se continuent insensiblement avec le fond de la dépression et la surface externe de la calotte.

La transparence est parfaite.

D'une façon générale, toute la surface externe de ce crâne est très bosselée, très rugueuse.

A la face interne, à la vue et au doigt, la surface est lisse et unie, zébrée seulement par les sillons des vaisseaux. Les régions correspondant aux dépressions de la paroi extérieure ne présentent aucun dénivellement. On remarque seulement, qu'en raison de leur transparence, elles ressortent sur la surface grisâtre du crâne, sous forme de taches blanc bleuâtre.

La surface de section de la calotte cranienne offre, au niveau des angles inférieurs du frontal, un épaississement considérable;

de chaque côté de la ligne médiane, les tissus pariétaux béants ont des dimensions exagérées ; à droite, le sinus a une longueur de 3 cm. 50 sur 1 cm. 50 de largeur : à gauche, les dimensions sont sensiblement les mêmes.

Dans ce crâne pourtant si typique, nous trouvons les sinus frontaux anormalement développés, c'est-à-dire présentant l'inverse de ce qui a été décrit par Héncoque, dans son article Ostéomalacie, du *Dictionnaire des sciences médicales ;* pour cet auteur, l'effacement des sinus est la règle, tant frontaux que sphénoïdaux.

Observation III (résumée).

(*Arch. générales de médecine*, 1835, H. Proesch.)

Catherine Ell..., âgée de soixante-trois ans, a toujours joui d'une santé parfaite ; elle était d'une stature très élevée.

Il y a deux ans, elle commença de se plaindre de douleurs dans la région des vertèbres lombaires, ces douleurs devinrent si vives qu'elle dut, au bout de quatre mois, rester au lit.

Son dos s'incurve, sa taille diminue considérablement. Peu à peu les diverses articulations se contractèrent au point que tous les membres étaient entièrement fléchis et tenus appliqués contre le corps.

La poitrine se déforma considérablement.

Au bout de deux ans, cette malade mourut dans un état de marasme très marqué.

Autopsie. — Après la mort, les membres pouvaient être mis facilement dans leur position naturelle. Le corps avait perdu un pied et demi de sa hauteur.

Les jambes ne présentaient aucune trace de tubercules.

Le cœur, à peine recouvert par les poumons, était adhérent dans plusieurs endroits au péricarde; sur sa surface était accumulée une certaine quantité de graisse. Foie petit.

Dans les intestins, aucun signe d'inflammation ni d'ulcération.

Les reins avaient considérablement diminué de volume et présentaient quelques points kystiques.

Les artères du bras et de la cuisse semblaient plus longues qu'elles n'auraient dû être et devenaient très sinueuses quand on mettait les bras dans l'extension.

Le système osseux présentait les particularités suivantes :

Les sutures du crâne étaient complètement ossifiées. Les os de cette partie étaient assez fermes et épais, à l'exception de la région temporale où ils étaient *très minces et transparents.*

L'artère méningée était logée dans les sillons profonds ; à tel point que, dans certains endroits, la lame osseuse qui la recouvrait n'était pas plus épaisse qu'une feuille de papier.

Les mâchoires étaient dégarnies de leurs dents.

La colonne vertébrale présentait, à gauche, une convexité comprenant la région thoracique et la partie inférieure des lombes, puis une concavité dans le bas. Les vertèbres contenaient un liquide rougeâtre ; on pouvait facilement les affaisser et les séparer en minces anneaux.

Le thorax était entièrement déjeté à droite ; sur les côtes, il y avait plus d'une vingtaine d'articulations contre nature. Plusieurs de ces articulations n'étaient éloignées les unes des autres que de la distance d'un doigt.

A l'aide des doigts seulement, on pouvait très facilement casser les côtes, les mettre en pièces, car la substance compacte de ces os était extrêmement mince.

Le sternum était, de tous les os, celui qui offrait le ramollissement le plus marqué ; il était un peu plus épais qu'à l'ordinaire, mais c'était avec la plus grande facilité qu'on l'écrasait entre les doigts.

On pouvait aisément ployer les os du bassin et cependant les dimensions des diamètres n'avaient pas été altérées.

Les omoplates étaient perforées en plusieurs endroits. Les os les plus longs étaient un peu courbés sans qu'on puisse dire qu'ils fussent déformés. Tous les os du du tronc étaient légèrement tuméfiés ; la substance spongieuse paraissait avoir augmenté aux dépens de la substance compacte.

Dans cette observation il est intéressant de noter que le crâne était, en somme, plus atteint que le bassin et certains os longs ; le processus ostéomalacique était surtout intense au niveau de la colonne et des côtes.

Observation IV (résumée).

(Thèse de Bouley, Paris, 1874.)

P... Sophie, entre à la Salpêtrière, se plaignant de vives douleurs dans les reins, dos et membres inférieurs. Au lit, tient la tête basse afin d'éviter la flexion de la colonne cervicale ; elle a les membres inférieurs légèrement fléchis. Elle meurt dans le marasme à soixante-quinze ans.

Autopsie. — Le cerveau n'offre aucune altération. *Les os du crâne sont très minces.*

La cage thoracique est en forme de baril. La colonne vertébrale est fléchie en plusieurs sens. Les côtes ont une flexibilité très remarquable et présentent un nombre considérable de fractures transversales

Les deux clavicules ont leur courbure exagérée ; celle du côté gauche présente une fracture semblable à celle des côtes, mais il y a un épaississement encore plus manifeste du périoste.

L'omoplate gauche est très déformée, elle est toute bossuée, surtout aux dépens de l'acromion.

Bassin extrêmement déformé ; la branche horizontale du pubis très fortement incurvée fait une saillie considérable dans la cavité du bassin.

Le scalpel entre avec une certaine facilité dans le tibia droit qui a été le siège d'une fracture spontanée. Dans ces vertèbres, le couteau enfonce sans aucune résistance et l'on peut enlever la moelle, d'ailleurs intacte, sans user du rachitome.

Observation V (résumée).

(Thèse de Paris, 1874, Bouley.)

D.. Jeanne, âgée de soixante-dix-huit ans, entre à la Salpêtrière. Pas d'enfant, une pneumonie à vingt-cinq ans. Ménopause à quarante ans. A cette époque, elle commença de ressentir des douleurs dans les membres inférieurs, qui insensiblement envahirent les membres supérieurs. Etant domestique, la malade est soignée pendant vingt-sept ans chez ses maîtres.

Il y a deux ans que la malade ne marche plus ; à la même époque, elle commença de se déformer et de souffrir au niveau des côtes. Ces douleurs sont actuellement très intenses, avec exacerbations nocturnes. Elle passe presque toutes ses nuits assise sur son lit.

A cette époque, elle fit une chute de son lit à terre, chute dans laquelle la tête a porté et qui lui laissa une ecchymose très étendue du front, des paupières et de la conjonctive de l'œil gauche; mais cette chute ne paraît pas avoir aggravé son état.

La malade meurt quelque temps après dans le marasme, en présentant des taches de purpura.

Autopsie. — Tronc extrêmement déformé. Scoliose dorsale. Le sternum est repoussé en avant et un peu à gauche. Les côtes du côté droit offrent une concavité très prononcée, surtout dans leur tiers sternal ; on a la déformation en thorax d'oiseau.

Fracture d'une clavicule avec épaississement périostique très marqué autour. Toutes les côtes sont ramollies, plusieurs fracturées.

Le bassin n'est pas déformé malgré la facile pénétration de la pointe du couteau dans les os coxaux. Le scalpel entre sans trop de résistance dans la diaphyse tibiale.

La voûte cranienne n'offre aucune déformation à sa surface extérieure: mais à sa surface interne, dans celle qui correspond à la moitié inférieure de la partie dressée du frontal, il y a *un nombre très considérable de saillies très marquées, allongées, mousses, compactes,* analogues à de petites collines nettement dessinées; ce sont des ostéophytes ayant la même apparence que les os du crâne, que le frontal, par exemple, avec la substance duquel elles sont complètement mariées.

La dure-mère paraissait très adhérente à ces saillies osseuses. Aucune lésion du côté de l'encéphale. Foie normal. Cœur légèrement hypertrophié. Rien à signaler du côté des autres organes.

Le crâne de ce sujet présente un caractère nouveau de la lésion ostéomalacique, c'est-à-dire la présence de dépôts osseux à sa face interne et en particulier au niveau du frontal. Virchow et Humphry ont remarqué ces hyperostéoses internes. Voici d'ailleurs, ce qu'à ce sujet, écrit Virchow :

« Le caractère particulier de cette lésion, c'est l'irrégularité du dépôt qui, en certains endroits, manque tout à fait et, en d'autres, a été interrompu par des excavations et des troncs infundibuliformes; ce dernier trait rappelle la syphilis osseuse, et c'est peut-être lui qui a inspiré à Rokitansky ses remarques sur l'étiologie d'une pareille altération. » Pozzi voit dans ces productions de véritables ostéophytes formées aux dépens de la lame externe de la dure-mère.

Cette hyperostéose interne a conduit d'ailleurs Virchow à une vue très originale; il rapproche la lésion cranienne, pour lui, signe d'atrophie sénile, du *malum senile* qui atteint par un processus semblable de dénudation ou de prolifération les têtes articulaires des fémurs.

Observation VI (résumée).

(*New-York med. journ.*, Chicago, 1885.)

Ce malade, présenté par le Dr Webb, offre une hérédité chargée. Plusieurs de ses frères et sœurs ont eu des symptômes semblables aux siens. Il a mené une vie très misérable. Il possède un passé morbide très fourni. C'est un alcoolique qui a contracté la syphilis et qui, pendant son séjour dans les mines, a été intoxiqué par l'eau arsenicale. Il eut aussi le ver solitaire.

Vers la fin de sa vie, son individu subit des déviations considérables qui le rendirent incapable de mouvoir aucune partie de sa personne, à l'exception de sa main droite.

Autopsie. — Le corps fut trouvé rapetissé et si affaissé, qu'il ressemblait à une grenouille. Il était excessivement émacié et le squelette était tordu en différents sens.

La circonférence de la tête avait diminué d'un pouce et quart, *et la voûte du crâne offrait la consistance d'un football modérément distendu.*

Les os de la face étaient ceux qui avaient, de tous, le moins souffert, mais ils avaient été sensibles au toucher avant la mort. Quelques-unes des dents avaient commencé à branler. Les clavicules étaient élargies et manifestement courbées. Le sternum n'était que peu affecté.

La déformation de la cage thoracique était telle que les organes qu'elle renferme avaient été fortement comprimés.

La colonne vertébrale était élargie ; ses courbures naturelles étaient augmentées.

Le bassin déformé, aux pubis légèrement mous, rappelait l'idée de l'ancienne lyre. Les membres supérieurs étaient tellement petits et mous que l'on pouvait aisément en faire un nœud.

Nous ne croyons pas qu'il soit cité quelque part un exemple aussi net de ramollissement du squelette. Le cas de Bernarde d'Armagnac et celui de la femme Supiot peuvent seuls lui être comparés.

Observation VII (résumée).

(Walsh, *Lancet*, 1891.)

R. . J., âgée de cinquante-deux ans, entre à l'hospice de Wakefield, avec le diagnostic de manie, avec hallucinations et délire de la persécution.

A été frappée de manie aiguë, il y a dix-sept ans, à la suite d'une grossesse.

Quelques années après son entrée, présente une cyphose spinale, avec une déformation très marquée du sternum qui est plié suivant une courbe sigmoïde, présentant un angle à concavité tournée en haut. Mort dans le marasme.

Autopsie. — Incurvation du rachis. Sternum sigmoïde ; effondrement marqué des vertèbres lombaires, et déformation du bassin. Les membres ne sont pas atteints.

Ramollissement des côtes, sur lesquelles on peut constater des fractures anciennes.

La calotte cranienne est ramollie.

Atrophie générale du cerveau.

Observation VIII (résumée).

(Walsh, *Lancet*, 1891.)

Malade âgée de soixante-deux ans, traitée pour aliénation mentale.

Elle s'alite, se plaignant de souffrir au niveau du thorax ; peu de temps après, elle présente des déformations attribuables au ramollissement de ses os.

Autopsie. — Cyphose et déformation sigmoïde du sternum. Côtes ramollies et amincies,

Les os du crâne sont ramollis.

Volumineux kystes de l'arachnoïde sur l'hémisphère gauche du cerveau.

Observation IX

(Walsh, *Lancet*, 1891.)

M. B..., âgée de cinquante ans. Deux filles actuellement en bonne santé.

Elle est épileptique ; sa mère aussi avait des attaques. Elle a de fréquentes hallucinations.

La malade, quelque temps après son entrée à l'hôpital, dit être tombée la nuit en allant aux cabinets et se plaint de douleurs vives à l'épaule gauche et à la cuisse droite ; l'examen de ces régions ne fait sentir aucune fracture.

La malade s'émacie et on constate pour la première fois des symptômes d'ostéomalacie. Il y a de la cyphose.

Les mouvements sont raides ; la malade se plaint de « douleurs dans les os ».

La malade est morte phtisique.

Autopsie. — Cyphose avec ramollissement des os du rachis et de quelques-unes des côtes.

La boîte cranienne est compacte et épaissie. Le diploé est rempli d'une substance ostéoïde. La surface interne de la voûte cranienne a les apparences d'un os de formation récente.

Cerveau. Les artères sont athéromateuses L'artère cérébrale moyenne droite est plus volumineuse que la gauche ; mais la communication postérieure a des dimensions qui compensent la différence.

Observation X

(Lamb., *Jour. am. ass.*, Chicago, 1892).

Ce qui suit est la description du squelette d'une femme morte d'ostéomalacie.

Son poids total n'est que de 2 livres, 13 onces. On con state une raréfaction osseuse généralisée. Le tissu compact est presque réduit à la minceur d'une feuille de papier. On peut sectionner les os avec un couteau.

C'est dans les os des membres que la dégénérescence est le plus accentuée.

Elle l'est moins dans le crâne, le tronc et le bassin.

Les épiphyses des os longs sont le siège de fractures multiples. Le fémur gauche est le seul os long qui soit fracturé au niveau du canal médullaire.

Pas de signes de consolidation, quel que soit le siège de la fracture.

Le crâne est partiellement aminci, mais sans être notablement ramolli. Les sutures en sont encore bien marquées. On remarqua une curieuse exostose limitée par le sphénoïde en dehors des trous rond et ovale.

La cavité glénoïde de l'articulation temporo-maxillaire droite est élargie à la suite de l'atrophie du tubercule qui la limite en avant.

Les altérations sont moins marquées du côté gauche. Les condyles correspondants du maxillaire inférieur présentent un grand nombre d'érosions et de déformations plus accentuées à droite. Le bord alvéolaire est le siège d'une raréfaction osseuse sénile.

Les articulations de la tête et des premières vertèbres sont ankylosées jusqu'à la troisième cervicale ; des portions de disques intervertébraux sont encore visibles.

Pas de fractures des vertèbres, du sternum ou du bassin. Plusieurs fractures de côtes survenues *post mortem*. Le thorax est légèrement aplati dans le sens antéro-postérieur.

Les deux extrémités des clavicules sont atrophiées et déformées ; la tête du radius gauche est profondément altérée.

Le poids des os du pied est de 14 grammes.

L'histoire de cette malade est facile à résumer en énumérant les différentes phases de sa vie de surmenage et de misère. Elle souffrit beaucoup du froid, de l'humidité et de l'insuffisance de nourriture.

Observation XI

(Blanchard, Société Anatomique de Paris, 1870.)

M. Blanchard a présenté à la Société Anatomique de Paris, en 1870, sous le nom de lésion sénile cranienne, un crâne, dont la description correspond absolument aux altérations ostéomalaciques de la voûte cranienne.

Ce crâne présente de chaque côté de la ligne médiane une dépression creusée sur les faces convexes des pariétaux et de l'occipital et occupant presque toute l'épaisseur de ces os. Ces dépressions sont elliptiques ; le grand diamètre, dirigé d'avant en arrière, a une longueur de 5 à 6 centimètres, tandis que le petit diamètre transversal a 2 ou 3 centimètres. Celle de gauche est plus grande que celle de droite. Au fond, on constate que le diploé a presque entièrement disparu et que la lame osseuse est devenue transparente. A l'angle des pariétaux se voit un canal osseux, profondément creusé par l'artère méningée.

Les canalicules osseux sont très développés. Çà et là se voient des points d'éburnation condensée ; on en voit aussi sur le frontal.

On ignore la maladie dont est morte cette femme.

La présentation de cette pièce anatomo-pathologique souleva au sujet du diagnostic de vives discussions. Després, se basant sur la symétrie des dépressions et sur leur siège au-dessous du muscle occipito-frontal, maintient cette opinion déjà émise par lui que ces dépressions sont dues à la contraction du muscle occipito-frontal agissant sur des os sénilisés. M. Lannelongue, en déclarant que ce muscle ne prend pas sur le crâne un point d'appui suffisant pour produire pareille lésion, prétend qu'il s'agit là de phénomènes d'ostéite, car il existe autour des dépressions un épaississement de l'os analogue aux hyperostéoses généralisées. Il ne spécifie pas la nature de cette ostéite.

Plus haut, nous avons essayé de démontrer l'identification de l'atrophie sénile et de l'ostéomalacie, dans un grand nombre de cas, sans pourtant vouloir supprimer l'atrophie sénile du cadre nosologique. Ici, nous publierons les observations que nous avons triées dans le travail de Sauvage, et que nous considérons non comme des cas d'atrophie sénile, mais d'ostéomalacie.

Les lésions que décrit Sauvage sont fréquentes chez les anciens Egyptiens, puisque sur quatre-vingts crânes de vieillards conservés au laboratoire d'Anthropologie du Muséum, onze sont atteints de raréfaction osseuse.

Observation XII

(Muséum d'his. nat. gal. anthropologie. N° 2809.
Coll. Deplanche Nouvelle-Calédonie (Tuauru.)

Dépressions peu marquées, longitudinales siégeant sur les deux pariétaux.

Observation XIII

(Muséum d'his. nat. gal. anthropologie. N° 2337.)

Il s'agit d'un crâne d'homme d'un hypogée d'Abd-el-Gournah (Thèbes) vivant sous la XIVe dynastie.

Sur le crâne à droite, le pariétal est très aminci dans une étendue de 55 millimètres, il a à peine 0,5 d'épaisseur. En arrière surtout, il est limité par un fort bourrelet de 6 millimètres de haut.

A gauche la dépression a 60 millimètres de long sur 20, 40, 59, 55 de large (l'on voit que la lésion présente une forme ovalaire). Le bourrelet externe est moins marqué que de l'autre côté. L'os est aminci dans une étendue de 50 sur 40.

Observation XIV

(Muséum d'his. nat. lab. d'anthropologie égyptien., Thèbes. XIe dynastie. N° 81.)

Amincissement très marqué des pariétaux aux bases ; légères dépressions à la face externe du crâne.

Observation XV

(Collection de la Soc. d'anthrop. Crânes parisiens.
Série de l'Ouest (xixe siècle). N° 61.)

Il s'agit d'un crâne d'homme dont l'âge probable devait être soixante-cinq ans.

On constate au pariétal droit dans une étendue de 65 millimètres sur 18, 30, 20, 50, 55 de large une série d'épaisseurs formant par leur ensemble un ovoïde à grosse extrémité tournée en arrière. L'os est très aminci dans une étendue de 30 millimètres.

La lésion est limitée en dehors par un bourrelet arrondi.

A gauche la dépression est moins prononcée.

Ici les anfractuosités sont multiples, et la figure d'ensemble d'un ovoïde à grosse extrémité dirigée en arrière est à rapprocher de la lésion que nous avons décrite au sujet du crâne présenté par M. Audry à la Société médicale des hôpitaux. On se rappelle, en effet, que les dépressions sur ce crâne paraissaient constituer les trois angles d'un triangle, dont la base aurait été dirigée du côté de l'occipital.

Observation XVI

(Muséum d'hist. nat., laboratoire d'anthro., n° 177.
Crâne de momie égyptienne, XIIIe dynastie.)

Dépressions pariétales marquées par un amincissement très prononcé des deux côtés.

Observation XVII

(Muséum d'his. nat., laboratoire d'anthro., n° 179.
Crâne de momie égyptienne, XIIIe dynastie.)

A droite et à gauche, dans une étendue d'environ 90 millimètres sur 40 millimètres de large, on remarque un amincissement très marqué du pariétal.

Observation XVIII

(Collection., Soc. anthrop. Crânes basques, n° 51.)

Sur la bosse pariétale droite se voit une dépression ovulaire de 55 millimètres de long sur 5. 22, 18, 10 de large, surtout profonde en arrière, limitée en dehors par la ligne temporale épaissie en bourrelet.

Sur le pariétal gauche, en un point symétrique il existe une semblable lésion, mais beaucoup moins limitée

Observation XIX

(Muséum d'hist. nat. d'antrop., n° 944. Collection de l'*Astrolabe et de la Zélée* (Dumont d'Urville), n° 31, îles Mariannes.

Lésions symétriques par les deux pariétaux au lieu d'élections bordées par un bourrelet saillant.

Observation XX

(Bulletin de la Soc. Anatomique de Paris.
t. XXVI, 1851, p. 104)

M. Bart. . présente *une voûte cranienne et des côtes* offrant un amincissement considérable. La voûte du crâne est réduite par places à une couche mince de substance compacte, translucide.

Les côtes sont beaucoup moins épaisses que dans l'état normal et se laissent couper avec les ciseaux.

Ces os ont été trouvés sur le cadavre d'une femme de soixante-quinze ans, morte à la Salpêtrière d'une apoplexie de la protubérance.

Cette observation, citée par Sauvage dans sa thèse, comme un type d'atrophie sénile, nous présente, outre les lésions craniennes, le ramollissement considérable des côtes qui, comme dans nos plus belles relations d'ostéomalacie « se laissent couper au couteau ». La concomitance avec les dépressions du crâne, d'autres altérations osseuses à caractères indéniables de ramollissement, plaident la cause ostéomalacique. Nous verrons plus loin que Sauvage, dans la présentation de ces crânes, a commis le grave oubli de laisser de côté l'examen des autres pièces du squelette.

Observation XXI

(Musée d'anatomie pathologique de Berlin, n° 633.)

Femme de quatre-vingt-quatre ans. Voûte épaissie, aplatie. Dépressions de forme elliptique à grand diamètre antéro-postérieur, siégeant symétriquement sur les deux pariétaux; beaucoup plus prononcées à gauche.

La lésion s'est faite aux dépens de la table externe et du diploé.

Le biseau a 3 centimètres de largeur.

Observation XXII

(Muséum d'anatomie pathologique de Berlin, n° 305.)

Atrophie des deux bosses pariétales, parfaitement symétrique et au même degré de chaque côté, elliptique à grand diamètre antéro-postérieur d'une longueur de 5 centimètres avec biseau de la table externe.

Observation XIII

(Muséum d'hist. nat., laboratoire d'anthrop., n° 145.
Sakkarah, IVe dynastie.)

Il s'agit d'un crâne d'un homme âgé d'environ quarante-cinq ans.

A droite, sur le pariétal existe une dépression de l'os, présentant un amincissement considérable. En certains endroits, il ne reste plus que la table interne.

A gauche, l'on trouve une dépression ayant le même caractère.

Observation XXIV

(Muséum d'hist. nat., laboratoire d'anthrop., n° 131.
Egyptien, IVe dynastie.),

Crâne d'une femme ayant probablement soixante ans.

Aux pariétaux droit et gauche, dépression marquée, surtout à droite, laissant seulement la lame vitrée.

Plus haut, nous avons déjà insisté sur les raretés de la perforation de la cavité ; néanmoins, nous avons pu en recueillir quelques cas des plus probants.

Observation XXV

(*Bulletin Soc. Anat. de Paris*, t. XXIX, 1854, p. 337.)

M. Dolbeau présente le crâne d'un individu âgé de cinquante-cinq ans.

Ce crâne présente deux dépressions, au fond desquelles existent deux perforations très nettes. Elles sont placées de chaque côté de la ligne médiane, à peu près à égale distance de la suture sagittale, sur l'un et l'autre pariétal, un peu vers la partie postérieure.

Ces deux perforations ont la même forme, la même régularité, la même étendue.

La dure-mère adhère à leur pourtour et, quand on la décolle, on voit que ces perforations sont moins larges vers la table interne que vers la table externe.

La participation de la dure-mère dans le processus de raréfaction osseuse est chose si rare que nous n'avons trouvé dans la tittérature médicale que ce seul cas où les adhérences dure-mériennes aient été signalées.

Observation XXVI

(Coll. Soc. Anat. Basques.)

Crâne présentant sur le pariétal gauche une dépression de 40 millimètres de long sur 20 dans la plus grande largeur. En ce point, l'os est très aminci et même percé en quelques points.

Observation XXVII

M. Bauchet présente au nom de M. Bastien et de M. Boulard. à la Société anatomique, la voûte cranienne de deux sujets avancés en âge, morts à la Salpétrière. Sur ces deux pièces, on voit de chaque côté de la suture sagittale, un amincissement très marqué des pariétaux dans une étendue de 4 sur 5 centimètres.

Dans l'une, en plusieurs points l'os est perforé ; dans l'autre, il est réduit à une lamelle transparente.

Pozzi, au sujet du lieu de prédilection de la perforation, dans son article du *Dictionnaire des Sciences médicales*, prétend qu'elle se produit le plus souvent au niveau d'un rameau méningien, qui use la table interne.

L'existence sur le pourtour de la solution de continuité, d'un bourrelet dur montre très nettement la différence de caractère de cette perforation avec celle d'origine congénitale, provenant d'un développement anormal des trous pariétaux.

Dans le travail de Sauvage, nous n'avons pu retenir que ces trois dernières observations de perforation paraissant dépendre de la cause ostéomalacique.

Les seize observations précédentes triées dans l'abondante série de relations de crânes atrophiques séniles nous ont paru relevant de l'ostéomalacie, en raison des caractères spéciaux que présentaient les dépressions craniennes décrites. Ce sont, en effet, toujours les pariétaux qui sont atteints ; les anfractuosités ont une forme elliptique à grosse extrémité dirigée en arrière et sont limitées par un épais bourrelet ; enfin, le diploé a disparu, la lame interne seule subsiste.

Sauvage lui-même, en défendant sa thèse, nous fournit plusieurs arguments en faveur de l'étiologie ostéomalacique. Il dit avoir ainsi observé que le sexe féminin possède une prédisposition au moins trois fois plus forte que le sexe masculin pour l'atrophie sénile. Par cette affirmation, il établit le rapport de fréquence de l'ostéomalacie tel que l'ont déjà présenté les auteurs.

En une autre partie de son ouvrage, il condamne par une remarque typique en l'espèce, ses théories étiologiques. Il dit, en effet, avoir remarqué que dans quatre observations fournies par Barnard Davis, G. Lucœ, Berg et Auders Retzius, il existait sur les crânes décrits des altérations de la voûte absolument superposables à celles que produit l'atrophie sénile, *mais les sujets étaient des ostéomalaciques*. D'après Lucœ et Retzius, il existait des déformations des condyles occipitaux ; la paroi osseuse était réduite à une mince feuille de papier, limitée à un point très circonscrit situé sur l'un des côtés du trou occipital, derrière le condyle droit. Nous connaissons la rareté de la localisation de l'ostéomalacie sur l'occipital, plus fréquente cependant que celle de l'atrophie sénile.

D'ailleurs Sauvage rejette du cadre nosologique de l'atrophie sénile ces quatre observations, non en raison de l'extrême rareté de la lésion portant sur l'occipital, mais pour ce seul fait que ces crânes appartiennent à des ostéomalaciques.

Comparativement à la description de Retzius et Lucœ nous reproduirons ci-dessous celle de Virchow au sujet d'un crâne ayant sensiblement les mêmes lésions :

Sur la voûte cranienne (il s'agit d'un crâne de vieillard), outre les points atrophiés siégeant sur les pariétaux, il existe deux places atrophiées très semblables aux précédentes, situées de chaque côté, symétriquement sur l'écaille occipitale. Elles empiètent un peu sur les pariétaux, à un pouce au-dessous du sommet de la suture lambdoïde, sans avoir toutefois aucune connexion avec les points atrophiés des pariétaux. Leur plus grand diamètre (un pouce et demi) tombe perpendiculairement sur cette suture, si bien qu'elles se touchent presque sur la ligne médiane. L'usure est plus prononcée à droite qu'à gauche.

Si nous nous reportons à l'observation XI de notre étude, nous constaterons combien sont identiques les lésions rapportées par Virchow et celles présentées par Blanchard à la Société Anatomique de Paris.

Une remarque avant de quitter ce terrain de discussions. Nous avons, en décrivant les caractères de l'ostéomalacie cranienne sénile, fait cette restriction, à savoir que les lésions que nous avons rencontrées sur les crânes d'adultes peuvent aussi atteindre les crânes des vieillards, de même que les altérations ostéomalaciques séniles peuvent se présenter sur des voûtes craniennes de jeunes sujets. Or, Sauvage note, sans se l'expliquer, que sur des crânes jeunes, ayant leurs sutures non soudées, il a trouvé des dépressions absolument semblables comme siège et forme à celles qu'il décrit sur les pariétaux séniles.

Nous avons relevé trente observations de ces dépressions pariétales du type sénile sur des crânes d'hommes jeunes. Bonn [1] a décrit sur une voûte crânienne d'adulte une anfractuosité symétrique des deux bosses pariétales ; il désigne cette lésion sous le nom de *mollitudo cachitica*. C'est aussi d'un homme jeune *(cranium junioris hominis)* que provient le crâne affecté de deux dépressions des pariétaux, si bien décrit par Saudifort [2]. Béclard [3] cite un cas à peu près semblable portant sur un crâne de jeune sujet. C'est, dit-il, de la sénilité anticipée.

Ces quelques remarques nous permettent de distraire quelques-uns de ces crânes dits atrophiques du cadre assez extensible et mal défini dans lequel ils avaient été classés, pour leur octroyer la place qui leur convient dans les diverses formes que donne aux crânes l'ostéomalacie.

IV. — Quatrième type de crâne ostéomalacique.

Comme nous le faisions pressentir dans un de nos chapitres précédents, le crâne ostéomalacique ayant perdu sa rotondité normale, tout fait de bosselures et de dépressions réparties d'une façon indifférente, est chose rare.

Cela tient évidemment à ce que la marche de l'ostéomalacie a été assez rapide, pour emporter le malade avant toute atteinte du côté du crâne, qui, nous l'avons

[1] *Descriptio thesauri esjuun morbosorum Haviani*, Amstellodami, 1783.

[2] *Exercitationes academicæ Lugduni*, Batavorum, 1783.

[3] *Anatomie générale.*

démontré, est une des dernières pièces du squelette, qui cède à l'ostéomalacie.

C'est, en effet, dans les cas aigus, et par conséquent rares, que le crâne présente l'aspect si spécial décrit plus haut. En raison des difformités considérables qu'il présente, difformités s'imposant à l'observation du médecin, on peut cliniquement en faire le diagnostic ; nous avons suffisamment insisté plus haut sur le peu d'attention que l'on accordait à l'examen des autres formes de crânes ostéomalaciques, par suite du silence habituel de l'évolution de l'ostéomalacie à la voûte cranienne.

Dans la forme qui nous occupe, c'est parfois même le crâne, le malade étant au lit, qui retient l'attention. Les bosselures de l'ovoïde cranien sont si manifestes qu'elles créent un constraste étrange avec l'intégrité du massif facial, car il est excessivement rare que les maxillaires supérieur ou inférieur soient atteints par l'ostéomalacie.

Sous l'exploration des doigts, la voûte cranienne se laisse déprimer ; on modèle plus ou moins aisément sa surface, retenu que l'est cependant l'observateur, par les douleurs assez vives qu'il provoque.

La littérature médicale est fort pauvre en description de crâne présentant l'aspect irrégulièrement bosselé et déprimé que leur donne l'ostéomalacie.

Seule une observation de Meslay nous donne les caractères exacts de ce type cranien ostéomalacique.

Observation III de la thèse de Meslay (résumée).

Fanny J..., âgée de dix-sept ans, entre à la Salpêtrière dans le service de M. le Dr Voisin le 30 juin 1894.

Antécédents héréditaires. — Sans importance.

Antécédents personnels. — La malade a marché tardivement, vers l'âge de dix-huit mois.

Pas de nouures.

Jusqu'à l'âge de treize ans, la croissance s'est bien effectuée ; au dire des parents c'était une belle fille.

A treize ans, la malade a commencé à souffrir dans les jambes ; en quelques semaines les jambes deviennent trop faibles pour la porter ; on est obligé de lui donner des béquilles.

Les parents ont remarqué qu'ils étaient obligés de raccourcir les béquilles de temps en temps.

Les douleurs étant plus vives, elle est obligée de garder le lit.

Dans les derniers mois, elle se fracture les deux fémurs à l'ocsasion d'un déplacement.

Etat actuel. — L'aspect de la malade est frappant. Ce qui frappe tout d'abord, c'est le volume de la tête surtout dans sa portion cranienne ; le bas du visage n'est pas, en effet, modifié. La mâchoire inférieure est indemne de toute déformation ; mais tout le crâne paraît augmenté de volume, surtout au niveau du front qui est comme élargi et surélevé.

A la simple vue on y remarque une séric de bosselures et de dépressions ; lorsqu'on le palpe on provoque une douleur assez intense et le doigt a une sensation toute particulière. Il semble que l'on a sous la main une masse tout analogue à un mastic ramolli et que si l'on continuait à déprimer de plus en plus les tissus on pénétrerait jusqu'à la substance cérébrale.

La totalité du crâne donne cette impression, moins nette pourtant en arrière.

Lorsqu'on découvre la petite malade, le thorax se montre ratatiné ; le cou paraît enfoncé dans la poitrine qui est globuleuse.

Le sternum fait en avant une saillie très marquée.

La colonne vertébrale présente une scoliose très accentuée de la partie supérieure.

Les côtes sont fortement rejetées en dehors.

Du côté des membres inférieurs on remarque l'aspect singulier des deux cuisses qui paraissent brisées en deux.

L'humérus droit présente deux fractures.

L'avant-bras gauche est fracturé à sa partie inférieure.

Quand on palpe les os, on retrouve, au niveau des membres une *sensation analogue à celle que l'on éprouve au niveau du crâne.* Cette palpation est très douloureuse.

On dirait, quand on tient un os dans la main, qu'on a du cartilage entre les doigts ou plutôt une sorte de caoutchouc ramolli qui se prête aux diverses inflexions qu'on lui fait subir.

L'état général est très mauvais et la malade meurt en pleine congestion pulmonaire.

L'examen histologique d'un fragment de l'humérus a montré l'existence nette des lésions de l'ostéomalacie.

Malgré nos recherches, nous n'avons pu trouver dans les observations que nous avons compulsées, aucune autre description de ce type cranien.

Nous avons épuisé toutes les formes que peut imprimer au crâne humain l'ostéomalacie ; cependant cette ostéopathie n'est pas spéciale à la race humaine et la littérature médicale nous a fourni plusieurs cas de crânes malaciques chez les animaux.

DU CRANE OSTÉOMALACIQUE CHEZ LES ANIMAUX

Humphry (*Journal of Anatomy*, 1874) a trouvé, sur le crâne d'un orang, certaines lésions en tous points comparables à celles que nous avons décrites sur les crânes séniles touchés par l'ostéomalacie.

Il s'agissait d'un crâne d'orang femelle adulte, muni de toutes ses molaires et même d'une sixième supplémentaire.

On voyait sur ce crâne trois dépressions : deux placées symétriquement sur les côtés et à une courte distance de la suture sagittale, d'une façon tout à fait analogue à ce que nous avons vu chez l'homme.

« On dirait qu'à ce niveau les os ont été déprimés pendant qu'ils étaient malléables par la pression de deux doigts : la partie la plus creuse, située au milieu, est située environ à une ligne au-dessus du niveau de l'os. Le creux s'efface par une pente graduelle ; toute la surface en est lisse, comme sur le reste du crâne.

« La dépression du côté droit est irrégulièrement ovale ; elle offre 1 pouce 1/8 dans son plus grand diamètre qui est parallèle à la suture sagittale et 6/8 dans son diamètre transverse. Celle du côté gauche est plus ronde et a environ 1 pouce de diamètre.

A un quart de pouce de cette dépression, on en voit une troisième plus superficielle et plus petite qui mesure 5/8 de pouce sur 3/8 ; son plus grand diamètre est antéro-postérieur.

« Il n'y a nulle lésion à la face interne de la calotte cranienne. »

Nous avons trouvé d'autres relations notant la localisation de l'ostéomalacie sur le crâne des singes. Regnault, en décembre 1902, déclarait qu'en France les singes mouraient non seulement de tuberculose, mais encore avec des os ramollis et déformés. Ces animaux présentent des os mous et spongieux, se laissant couper sans effort, à tel point que l'auteur précité a pu enlever facilement avec un rasoir une lamelle d'os frontal. Voici résumées les observations de Regnault.

Obs. I. — Cynocéphale adulte présentant un bassin très déformé, aux deux parois latérales se touchant presque à la symphyse pubienne. Os de la jambe courbés. L'humérus présente une courbure anguleuse.

L'os frontal est mou, spongieux, très épaissi, de 8 à 12 millimètres sur la surface de section, tandis que l'occipital n'a que 3 à 4 millimètres.

Les maxillaires supérieurs et les os incisifs dans le voisinage du nez sont gonflés et poreux.

Obs. II. — Jeune cynocéphale hamadryas, a les os du corps et des membres peu touchés.

Au crâne, son frontal présente une épaisseur de 15 millimètres ; l'os mou, spongieux, a le même aspect que dans l'observation précédente ; les pariétaux moins épais n'ont plus que 8 millimètres et l'épaisseur de l'occipital est minimum : 4 millimètres. Partout les os présentent le même aspect spongieux.

Les maxillaires supérieurs et les os incisifs sont gonflés et spongieux, surtout à la hauteur de la région nasale.

Obs. III. — Cynocéphale papion présentant un frontal épais et spongieux, a les os de la face intacts.

Obs. IV. — Crâne de jeune papion sémia sphinx femelle, jeune. On remarque une hypertrophie portant surtout sur le frontal qui a une épaisseur de 13 millimètres. L'occipital est moins atteint.

A la base du crâne, le splénoïde est épaissi et gonflé au même titre que le frontal.

Les maxillaires supérieurs, les os incisifs, les os palatins, les apophyses ptérygoïdes sont gonflés et épaissis, la face est déformée, les fosses nasales sont rétrécies comme cela est manifesté à l'examen de l'ouverture postérieure.

Autant qu'on peut en juger par des os abîmés par un séjour prolongé dans les bains alcalins, les lésions paraissent bien être de nature ostéomalacique, car les os sont légers, poreux, spongieux.

Regnault a pratiqué l'examen histologique du frontal du premier cynocéphale, et il a trouvé des canaux de Havers agrandis, un tissu spongieux, avec des lacunes notablement plus grandes qu'à l'état normal et communiquant entre elles. Une partie du tissu osseux se colore en rose par le picro-carmin. L'état de sécheresse de l'os ne permet pas de voir plus de détails.

Dans ces derniers temps, une communication au sujet de l'existence de l'ostéomalacie chez les porcs a été faite à la Société médicale des hôpitaux de Lyon, et, d'après les auteurs, la lésion avait présenté une prédilection toute spéciale pour le crâne. Il ne s'agissait nullement de rhinosclérome.

Nous regrettons de n'avoir pu retrouver cette observation intéressante.

De tous ces faits, il semble que l'on puisse trouver un rapport de fréquence plus considérable chez les animaux pour l'ostéomalacie cranienne que chez l'homme.

ANATOMIE PATHOLOGIQUE

Dans le courant de cette étude, nous avons suffisamment insisté sur la structure macroscopique des crânes ostéomalaciques, définissant leurs caractères et leurs formes, pour que nous n'ayons à nous préoccuper dans ce chapitre que des lésions histologiques.

Nous n'essaierons pas de relater les opinions très nombreuses des anatomo-pathologistes au sujet de la formule histologique à accorder à un crâne malacique, car bien des points restent obscurs au milieu de ces opinions diverses.

Actuellement, l'identification de l'ostémalacie des adultes, puerpérale, par exemple, avec l'ostéomalacie sénile paraît rallier la majorité des anatomo-pathologistes. Cornil et Ranvier maintiennent cependant la différence, affirmant que les lésions de la seconde ne sont que de l'ostéoporose sénile.

Les travaux de Weber, de Ribbert, de Marck et Moers, de Demange ont tour à tour essayé de prouver la similitude des lésions malaciques, à quelque période de la vie qu'apparaisse l'ostéomalacie.

Pour Henocque, qui partage leur opinion, il s'agit toujours de la production d'un tissu ostéoïde sous formes de zones de décalcification sous-périostique ou péricanaliculaire ; d'altérations du tissu médullaire, devenu pulpeux, analogue à de la boue splénique ; de la formation de foyers hémorragiques, de pigment sanguin et de production du tissu conjonctif des cellules embryonnaires avec cellules géantes et myéloplaxes.

Bouley et Hanot ont apporté, à la suite de nombreux examens d'os malaciques, un peu plus de lumière dans la question et leur formule histologique du crâne malacique est, en France. généralement admise.

Ils ont laissé les os de crâne malacique séjourner pendant vingt-quatre heures dans le liquide de Müller ; puis ils les ont placés pendant vingt-quatre heures dans une solution de gomme et les ont abandonnés durant le même laps de temps dans l'alcool absolu. Les coupes ont été colorées au picrocarminate d'ammoniaque et montées dans la glycérine. D'après ces auteurs, quand on examine les coupes à un grossissement de 80 diamètres, on y voit de minces travées osseuses teintes en jaune par l'acide picrique, formant comme des îlots au sein d'un tissu teint en rouge par la teinture de carmin. Ces travées osseuses, longues environ de 0 mm. 1 à 1 millimètre, larges seulement de 0 mm. 01 à 0 mm. 1, sont plus ou moins flexueuses, tantôt complètement isolées, tantôt s'anastomosant en quelque sorte sous des angles variables, de façon à circonscrire des espaces irréguliers qui ont de 1 à 9 dixièmes de millimètre dans leurs différentes dimensions, et remplis par le tissu intermédiaire. On peut dire qu'en moyenne le tissu représente plus de la moitié de l'aire de la coupe.

Etudiée avec le même grossissement, chacune des travées apparaît criblée, comme à l'état normal, d'ostéoplastes avec leur configuration habituelle. Si cet examen est pratiqué avec un grossissement de 550 diamètres et avec la lentille à immersion, la plupart des travées présentent leurs caractères normaux ; les noyaux des ostéoplastes apparaissent très nettement teints en rouge ; cependant sur quelques travées ce noyau n'est plus distinct. Le contenu des ostéoplastes est complétement granuleux, puis la substance fondamentale de ces mêmes travées a une teinte plus sombre, un aspect plus granuleux.

Les travées ne sont pas immédiatement enveloppées par le tissu intermédiaire ; elles montrent toutes à leur périphérie une petite bordure, large de 1 à 2 centièmes de millimètre, qui reproduit exactement leurs contours et teinte en rose très pâle, de telle sorte qu'elle forme une zone presque transparente entre les travées et le tissu intermédiaire.

A un grossissement de 550 diamètres, on aperçoit cependant dans cette couche des corpuscules allongés à contenu granuleux, présentant deux ou plusieurs prolongements à peine marqués : ce sont probablement des ostéoplastes altérés au milieu de cette substance osseuse décalcifiée.

Le tissu qui enveloppe les travées forme, comme il a déjà été dit, des espaces d'étendue variable de 1 à 9 dixièmes de millimètres dans leurs divers diamètres, tantôt presque sphériques, tantôt presque rectangulaires, tantôt très irréguliers, à contours de cartes géographiques.

Ce tissu est constitué presque exclusivement de cellules irrégulièrement sphériques de 10 à 15 dixièmes de millimètres, à contenu granuleux, et colorées légèrement par le carmin ; à ces cellules sont mêlées un certain nombre de corps fusiformes.

Ces éléments sont séparés les uns des autres par un espace qui égale à peine leur propre diamètre ; ils sont encore plus nombreux, plus serrés autour de la bordure décalcifiée, et là sur une largeur de 2 à 3 centièmes de millimètres, ils se condensent en une sorte de zone de paroi distincte.

Entre ces éléments se dessinent des fibrilles très fines, généralement disposées en faisceaux plus ou moins parallèles aux contours de l'espace qu'ils remplissent, mais pour un bon nombre, et surtout vers le centre des espaces, entre-croisés dans tous les sens.

Nulle part sur les coupes on ne voit de grosses cellules adipeuses ni de granulations graisseuses.

En certains points de la périphérie d'une coupe qui a compris toute l'épaisseur du pariétal, par exemple, un vaisseau, large de 1 dixième de millimètre, s'engage dans un canal qui s'avance presque rectiligne à travers la coupe, et sur le trajet duquel viennent aboutir quelques-uns de ces espaces intermédiaires aux travées. Les parois des vaisseaux sont recouvertes de nombreux éléments embryonnaires.

Il a été dit plus haut qu'il ne semblait pas, à première vue, qu'il y eût à la périphérie du crâne la moindre couche de tissu compact ; cependant les coupes sont bordées en dedans et en dehors d'une couche presque continue de 2 à 4 dixièmes de millimètres de large, d'un tissu osseux normal ; cette couche n'est interrompue que par les ouvertures vasculaires.

Le tissu fibreux qui enveloppe les os n'offre rien de particulier à noter.

Les fibres musculaires autour du crâne ne présentent aucune altération. Nous savons cependant que l'intégrité du tissu musculaire dans l'ostéomalacie n'a pas toujours été notée.

Toutes ces données histologiques portant sur les os du crâne malacique peuvent s'appliquer aux os du tronc : vertèbres, côtes, où les espaces médullaires agrandis sont comblés par des cellules embryonnaires et un tissu conjonctif fasciculé plus ou moins développé ; pas de trace de graisse.

ESSAI CLINIQUE

Comme nous l'avons fait pressentir dans le courant de cette étude, lorsque le diagnostic de crâne ostéomalacique sera posé, c'est que la maladie existant depuis longtemps aura été dépistée, grâce à l'existence d'autres troubles se manifestant du côté du squelette.

Il semble donc que vouloir créer une physionomie clinique au crâne malacique est une tentative sans intérêt. Nous admettons volontiers que la lésion cranienne est un fait anatomo-pathologique plutôt que clinique.

Le type du crâne malacique sénile retiendra cependant notre attention ; car, dans ce cas, la maladie évolue sourdement, sans retentissements très caractéristiques du côté du reste du squelette ; dès lors, un clinicien non averti donnera à ces quelques symptômes une signification tout autre que celle d'un ramollissement osseux. C'est pourquoi, nous pensons qu'après avoir eu connaissance de l'aspect particulier des vieillards couvant une ostéomalacie, le praticien songera à chercher, du côté du crâne, quelques renseignements pour fortifier sa conviction clinique, quoique cependant nous soyons fermement persuadés de la rareté du crâne malacique sénile.

C'est surtout dans les hospices consacrés aux vieillards que l'on observe des sujets qui, arrivés vers l'âge de soixante-dix ans, souffrent depuis de longues années de douleurs vagues, mal définies, parfois très violentes siégeant dans la colonne vertébrale, le sternum, les parois thoraciques. Ces douleurs sont qualifiées souvent de simples névralgies; elles surviennent cependant surtout quand le malade veut faire un effort musculaire. Peu à peu la taille fléchit, la colonne vertébrale s'incurve; la poitrine se déforme en carène, les côtes s'affaissent, le sternum se plie en deux.

Les douleurs persistent notamment au niveau des côtes ; le malade a une crainte excessive de se mouvoir et, finalement, il reste sur son lit, jambes étendues, dos plié, la tête soutenue par les oreillers empilés.

C'est donc, chez les sujets présentant le tableau clinique que nous venons de tracer, que la recherche de dépressions pariétales symétriques devra être faite, et cela d'autant plus que certains auteurs, entre autres Audibert, ont remarqué la manifestation rare, il est vrai, des douleurs à la région cranienne.

L'observation de la malade de MM. Paviot et Mouriquand relate également l'hyperesthésie douloureuse, très marquée du cuir chevelu, à tel point que le moindre attouchement de cette région lui faisait pousser des cris.

Donc, si l'exploration du crâne est pratiquée chez tous les infirmes présentant les manifestations douloureuses et les déformations lentes que nous avons signalées, il est probable que la rareté du crâne malacique sénile diminuera et que les observations en deviendront peut-être plus nombreuses.

Nous ne saurions terminer cet aperçu clinique sans signaler le rôle important que la lésion malacique cranienne peut jouer en médecine légale. Le médecin peut, en effet, être mis en demeure de se prononcer sur l'origine d'une solution de continuité ou d'un enfoncement de la boîte cranienne.

Il faut alors qu'il distingue les unes des autres, les perforations ou dépressions résultant de l'atrophie sénile ou de l'ostéomalacie, de l'usure par compression de l'élimination d'un séquestre, d'une opération chirurgicale ou d'un traumatisme accidentel.

Il doit aussi se prononcer sur la part qui revient à l'amincissement dans certains cas de lésions très graves produites par une violence extérieure incapable de les réaliser chez un individu sain.

Ce sont autant de questions sur lesquelles l'attention du praticien devra être éveillée.

TRAITEMENT

Aucun traitement n'est de mise contre le crâne ostéomalacique. D'après les caractères que nous avons donnés de cette lésion cranienne, accident au cours de l'ostéomalacie, il serait absolument illogique de tenter toute intervention chirurgicale ou médicale du côté de la boîte cranienne.

Cependant, chez les enfants, on pourrait prendre quelques précautions pour protéger la portion ramollie du crâne contre l'occipital en particulier, contre les pressions exercées par les oreillers pendant le décubitus dorsal,

Quant au traitement de l'ostéomalacie elle-même, le médecin, selon les formes cliniques, saura prescrire une thérapeutique médicale à résultats très incertains ou à proposer une intervention opératoire, la castration ovarienne,

CONCLUSIONS

I. La localisation de l'ostéomalacie sur le crâne est chose rare. Elle se caractérise par un ramollissement total ou partiel du crâne, accompagné ou non de friabilité.

De toutes les pièces du squelette, le crâne est le moins fréquemment atteint.

Dans nos descriptions du crâne malacique, nous avons admis quatre formes basées sur les modifications qu'imprime au crâne le processus ostéomalacique.

II. *Premier type :*

Se rencontre chez l'enfant : le ramollissement se localise généralement sur un seul os, l'occipital.

Il s'agit là non d'un défaut d'ossification, comme dans le craniotabes, mais d'un ramollissement osseux.

Deuxième type :

Le crâne conserve son aspect général, en présentant cependant une certaine rotondité : il existe du ramollissement des os avec ou sans épaississement.

Troisième type :

Le moins connu. Se présente chez les vieillards. Il se caractérise par la prédilection de ses lésions, la plupart du temps symétrique, pour les os pariétaux ; lésions qui peuvent perforer la paroi de la voûte ou la réduire à l'épaisseur de la table interne.

Un certain nombre de crânes qualifiés d'atrophie sénile relèvent de l'ostéomalacie

Quatrième type :

Représenté par des crânes ramollis très irrégulièrement, à bosselures nombreuses, à dépressions molles. Ils existent dans les cas d'ostéomalacie à forme rapide.

III. Le crâne ostéomalacique n'est pas une lésion spéciale à la race humaine : plusieurs observations ont été rapportées chez les porcs et les singes.

IV. Au point de vue histologique, la lésion cranienne malacique se manifeste par des zones de décalcification sous-périostiques ou péricanaliculaire ; par des altérations du tissu médullaire devenu pulpeux, semblable à de la boue splénique et par la production de tissu conjonctif fasciculé. Bouley soutient l'absence de graisse.

V. Le diagnostic de crâne malacique sera posé lorsque déjà d'autres troubles du côté du squelette ont fait dépister depuis longtemps l'ostéomalacie.

Au point de vue médico-légal, il y aura gros intérêt pour le praticien à diagnostiquer, chez le vieillard par exemple, un enfoncement traumatique du crâne avec les dépressions d'ordre sénile ou ostéomalacique.

VI. On ne peut logiquement établir aucun traitement du crâne ostéomalacique.

INDEX BIBLIOGRAPHIQUE

Albertin, Province médicale, nov. 1890.

Anel, Mercure Galant, 1700.

Audry, Soc. méd. des hôp. de Lyon, 1903.

Berger, Bulletin de l'Acad. de médecine, 1899.

Barth, Soc. anatomique, 1851.

Béclard, Eléments d'Anatomie générale.

Beylard, th. Paris, 1852.

Blanchard, Soc. anatomique, 1870.

Bouvier, th. Paris, 1858.

Bouley, th. Paris, 1874.

Bouley et Hanot, Arch. de physiol., 1874.

Bury, Brit. med. Journ., 1884.

Broca, Soc. anat. de Paris, 1861.

Bleuler, Beiträge zur kl. Chirurgie.

Charcot, Cliniques de la Salpêtrière.

Collineau, Analyse de cinquante-deux cas d'ostéomalacie (Union méd., 1861, et th. de Paris, 1859).

Couradi, Dissert. de osteomal., Gœttingen, 1796.

Cornil et Ranvier, Histologie pathologique.

Courmont et Paviot, Soc. méd. des hôp. de Lyon, 1902.

Davies Colley, Brit. med. Journ., 1884.

Demange, Rev. médecine, 1881. De l'ostéomalacie sénile.

— Etude sur la vieillesse, 1886.

Duverney, Maladie des os, Paris, 1751.

Dolbeau, Soc. anatomique, 1854.

Drouineau, De l'ostéomalacie, th. Strasbourg, 1861.

Durand-Pardel, Traité des maladies chroniques.

ELSASSER, Stuttgart, 1843.

FÉRÉ, Soc. anatomique, 1876.

FOUCHÉ, Soc. anatomique, 1849.

GAYRAUD, Dict. des sc. méd., at. XXII, Art. Crâne.

GRAJON, th. Paris, 1892.

GOODWIN, Lond. med. Journ.

HERMANN PRŒSCH, Arch. de médecine, 1835.

HENOCH, Leçons clinique sur maladies des enfants., trad. Heudrix, 1885.

HEURMANN et DECHAMBRE, Arch. de médecine, 2e série, 1835.

HUMPHRY, Journ. of Anatomy and Phys., Cambridge, 1874.

HENOCQUE, art. Ostéomalacie, Dict. Dechambre.

IMMERMANN, Corresp. f. schweiz. Aerzte.

LAMB, Journ. am. Ass., Chicago, 1892.

LAMBERT, Mercure Galant, 1700, avril et mai.

LOBSTEIN, Anat. pathol., 1833.

LETULLE et PÉRON, Soc. anat., juin 1897.

MARTIN, Société anatomique, 1827.

MESLAY, Contribution à l'étude de l'ostéomalacie (th. Paris, 1896).

MORAND, Journal des savants, 1752.

MONDAU, Lyon médical, 1876.

PAVIOT et MAURIQUAND, Crâne ostéomalacique (Soc. méd. des hôpitaux de Lyon, 1903).

PÉRON et MESLAY, Rev. des maladies de l'enfance, 1895.

REGNAULT, Soc. anatomique, 1901.

REHN, Jahrbuch. f. Kinderheilkunde, 1877.

RINGEL, Beiträge zur kl. Chir., 1899.

SAULAY, th. Lyon, 1891.

SAUVAGE, th. Paris, 1869.

Soc. méd. des hôp. de Lyon, juillet 1903 (ostéomalacie du porc).

SOLLY, Med. chir. Trans., London, 1844.

STAUSKY, th. Paris, 1839.

Traité des maladies de l'enfance (Gouchy, Grancher, Marfan).

WALSH, The Lancet, 1891.

WEBB, New-York med. Journ., Chicago, 1885.

TABLE DES MATIÈRES

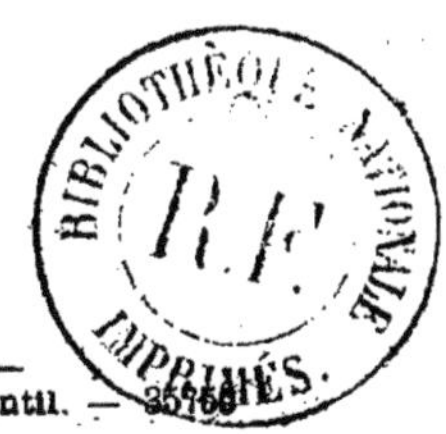

Lyon. — Imp. A. Rey, 4, rue Gentil. — 35755

www.ingramcontent.com/pod-product-compliance
Ingram Content Group UK Ltd.
Pitfield, Milton Keynes, MK11 3LW, UK
UKHW020353230726
13925UKWH00003B/1104